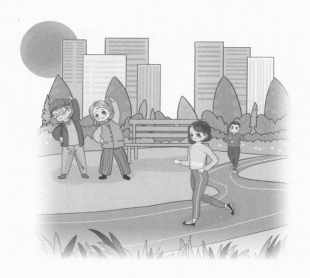

组织编写 全国妇幼健康研究会科普专业委员会

丛书总主编 张 巧

妇幼健康知识科普丛书
——中老年女性健康指导手册

主 编 张 巧

副主编 章红英 李 晶 李淑华

指 导 北京医院 国家老年医学中心

人民卫生出版社

·北 京·

图书在版编目（CIP）数据

中老年女性健康指导手册 / 张巧主编 . —北京：
人民卫生出版社，2023.1
（妇幼健康知识科普丛书）
ISBN 978–7–117–33958–2

Ⅰ.①中… Ⅱ.①张… Ⅲ.①女性 —中年人 —保健 —
手册②女性 —老年人 —保健 —手册 Ⅳ.①R173–62

中国版本图书馆 CIP 数据核字（2022）第 203473 号

人卫智网	www.ipmph.com	医学教育、学术、考试、健康，
		购书智慧智能综合服务平台
人卫官网	www.pmph.com	人卫官方资讯发布平台

妇幼健康知识科普丛书
——中老年女性健康指导手册
Fuyou Jiankang Zhishi Kepu Congshu
——Zhonglaonian Nüxing Jiankang Zhidao Shouce

主　　编：张　巧
出版发行：人民卫生出版社（中继线 010-59780011）
地　　址：北京市朝阳区潘家园南里 19 号
邮　　编：100021
E - mail：pmph @ pmph.com
购书热线：010-59787592　010-59787584　010-65264830
印　　刷：三河市潮河印业有限公司
经　　销：新华书店
开　　本：889×1194　1/32　印张：6.5
字　　数：181 千字
版　　次：2023 年 1 月第 1 版
印　　次：2023 年 2 月第 1 次印刷
标准书号：ISBN 978-7-117-33958-2
定　　价：30.00 元

编　者（以姓氏笔画为序）

王　威（北京大学第三医院）

王　艳（北京体育大学）

王　霞（北京医院）

王贞慧（北京医院）

王宫明（北京医院）

王晓彦（武汉心联心理咨询工作室）

邓文慧（北京医院）

吕文戈（美国佛罗里达州湾区医疗中心）

庄　静（首都医科大学）

刘君萌（北京医院）

齐　欣（北京医院）

纪立伟（北京医院）

李　旻（北京医院）

李　晶（北京医院）

李淑华（北京医院）

佘　会（安徽省六安市中医院）

余赛英（首都医科大学）

沈　姞（北京医院）

张　巧（北京医院）

张　洁（北京医院）

张志军（贵州省人民医院）

张楷丽（北京医院）

苗　苗（北京医院）

范　芸（北京医院）

罗　瑶（北京医院）

周　丹（北京医院）

贾德贤（北京中医药大学）

康冬梅（中国科学技术大学附属第一医院）

章红英（首都医科大学）

惠　英（北京医院）

妇幼健康知识科普丛书

总 顾 问 江 帆

顾　　问 张世琨 魏丽惠 李 坚

总 主 编 张 巧

丛书编委会成员（以姓氏笔画为序）

王 芳（成都电子科技大学医学院附属妇女儿童医院）

王建东（中国人民解放军总医院第一医学中心）

毛 萌（四川大学华西第二医院）

华 彬（北京医院）

刘文利（北京师范大学）

孙丽洲（南京医科大学第一附属医院）

李 叶（北京医院）

李 莉（首都医科大学附属北京儿童医院）

李 瑛（江苏省卫生健康发展研究中心）

李从铸（汕头大学医学院附属肿瘤医院）

张 巧（北京医院）

赵卫东（中国科技大学附属第一医院）

胡丽娜（重庆医科大学附属第二医院）

徐先明（上海交通大学附属第一人民医院）

章红英（首都医科大学）

学术秘书 苗 苗（北京医院）

序　言

中国有 14 亿总人口,妇女儿童 8.8 亿,妇女儿童健康问题始终是人类社会共同面对的基础性、全局性和战略性问题,对人口安全、经济社会发展以及国家的全面发展都具有重大意义。妇幼健康是衡量人民健康水平的重要标志,也是一个国家文明程度的重要标志。面对当今世界百年未有之大变局,我们不仅要全力守卫妇女儿童生命安全与健康,更要从民族复兴、国家安全的高度,不断增进妇女儿童的健康福祉,这是全社会的共同责任。

习近平总书记多次强调,科技创新、科学普及是实现创新发展的两翼,要把科学普及放在与科技创新同等重要的位置。全国妇幼健康研究会始终坚持把提升妇幼健康领域的科技创新和推进科学普及作为同等重要的职责,团结凝聚各专业领域的权威专家和学科带头人,既加快学科发展,又把科普作为重点任务,共同积极推进,为提升妇女儿童健康水平作贡献。全国妇幼健康研究会于 2020 年 8 月专门成立了科普专业委员会,就是要在补短板上下功夫,探索科普之路,学会科普的方式方法,努力在妇幼健康领域多出精品,为实现新时代健康中国建设战略目标、提升妇女儿童健康水平提供重要的支撑。

我们高兴地看到，科普专业委员会在张巧主任委员带领下，各位专家齐心合力，针对妇女儿童健康需求，精心策划编撰了"妇幼健康知识科普丛书"。这套丛书内容丰富，覆盖了婴幼儿、青少年、孕妇、中老年的全生命周期，还详细介绍了生殖与避孕、女性肿瘤、乳腺疾病等妇科常见疾病的预防与治疗知识。这套丛书集科学性、独创性、通俗性、艺术性为一体，是一次生动而有意义的积极尝试。

参与这套科普丛书编写的专家，均为本领域优秀的权威专家，亲历了国家发展与进步的历史进程，几十年风风雨雨的经历与专业经验，形成了他们特有的品质与情怀，他们带着承前启后、继往开来的职责和使命，完成了编写。相信这是一套高品质的科普丛书，广大读者会在这里找到解决困惑与问题的满意答案。

这是一次难得的科普实践，是为提升公民科学素质做的一件惠及百姓的实事，也是各位专家一道向建党百年华诞的献礼！感谢各位专家的努力与付出！

最后，对本丛书的成功出版表示由衷祝贺！

第十二届全国人大农业与农村委员会副主任委员

国家卫生健康委员会原副主任

全国妇幼健康研究会会长

2021 年 6 月

　　妇女儿童的健康是全民健康的基石,牵动亿万家庭的幸福,更是中华民族可持续发展的重要前提,关乎国家和民族的未来。妇女儿童健康水平也是衡量社会文明进步的标尺。在党中央国务院的高度重视下,我国妇女儿童健康水平持续改善,妇幼健康核心指标已位居全球中高收入国家前列,妇幼健康从解决生存问题到走向繁荣,经历了极不平凡的 70 年,成绩斐然。

　　进入新时代,"健康中国 2030"战略对妇幼健康服务提出了更高的要求,既要努力实现高质量发展,也要积极推进科普能力的提升。特别是健康中国行动将"健康知识普及行动"置于 15 个专项行动的首位,这不仅是落实"预防为主"工作方针的具体表现,也是从"以治病为中心"向"以人民健康为中心"转变的最好验证。《国务院关于实施健康中国行动的意见》明确指出,普及健康知识是落实健康中国战略的基本路径。为此,科普应当成为妇幼健康服务的一项基本功。通过科普帮助广大人民群众成为自己健康的第一责任人,健康中国战略目标才能实现。妇幼健康领域的科普工作,应该走在前列。

全国妇幼健康研究会科普专业委员会组织专家编写的"妇幼健康知识科普丛书"共10册,是覆盖妇女儿童全生命周期的科普丛书,为广大女性和儿童打开了科普之窗。该丛书出版后将面向基层,上矿山、下乡村、进学校、入社区,服务广大人民群众,最大范围地普及健康知识,传播健康理念,提高妇幼健康服务的质量、公平性和可及性。

人口老龄化是社会发展的重要趋势,是人类文明进步的重要体现。我国是世界上老年人口规模最大的国家,也是世界上老龄化速度较快的国家之一。"十四五"时期,我国人口老龄化程度将进一步加深,60岁及以上人口占总人口比例将超过20%,进入中度老龄化社会。老年人健康状况不容乐观,增龄伴随的认知、运动、感官功能下降以及营养、心理等健康问题日益突出,78%以上的老年人患有一种以上慢性病,失能老年人数量持续增加。相比老年人的健康需求,与健康老龄化相关的机构、队伍、服务和政策支持不足。老年健康促进专业机构缺乏,老年期重点疾病防控力量薄弱,也是我国目前以及今后较长一个时期面临的重大挑战。

在人类的生命周期中,经过生长发育阶段至成熟期后,身体各器官及其功能开始不断退化的过程称之为"衰老"。衰老不是疾病而是一种正常的生理现象。如何能够理性地认识衰老、接纳衰老、从容而优雅地变老呢?本书作为"妇幼健康知识科普丛书"的重要篇章,不仅全方位地回答了中老年朋友关心的问题,而且从知性面对更年期的改变开始,到生命的终点安宁安心道别,全过程指导中老年女性智慧地采取多种办法来减缓衰老。譬如,科学的运动健身、合理的膳食营养、理性的激素治疗、不断的阅读思考、良好的生活方式、长期的健康管理等,都是促进健康、延年益寿的重要手段。

　　本书编者来自国家重点医学院校、三级甲等医院或科研机构的知名专家和临床医护人员。本书是专家学者们长期从事妇女和中老年健康服务工作经验的宝贵结晶,具有很强的实用性、指导性和学术品质。

　　希望本书能够得到中老年朋友的青睐,为增强全民健康意识、提升全民健康素养,推动中老年健康事业高质量发展,实现妇幼健康全民覆盖的目标做出积极贡献!

国家老年医学中心
北京医院妇产科主任医师、教授
全国妇幼健康研究会科普专业委员会主任委员

2022 年 3 月

目　录

第一章　我的健康管理

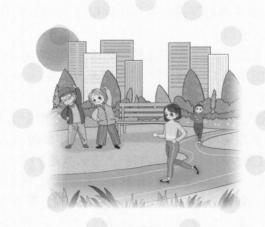

第一节 老中青年龄划分

我国的司法解释中,定义 14 岁以上的女性为妇女,未满 14 岁的男女为儿童。第七次全国人口普查,年龄按 0~14 岁、15~59 岁、60 岁及以上划分为三段。普查报告特别指出在年龄结构中,60 岁及以上人口为 2.640 2 亿人,占总人口的 18.70%,65 岁及以上人口为 1.906 4 亿人,占总人口的 13.50%,后者与 2010 年相比上升了 5.44%,提示人口老龄化程度进一步加重。根据 1956 年联合国《人口老龄化及其社会经济后果》确定的划分标准:当一个国家或地区 65 岁及以上老年人口数量占总人口比例超过 7% 时,则意味着这个国家或地区进入老龄化。

国家卫健委数据显示,2019 年我国居民人均预期寿命为 77.3 岁,达到中高收入国家前 1/3 的水平。但性别差异明显,女性约为 80 岁,男性则为 74 岁。而一个人在完全健康状态下生存的平均年数,即"健康预期寿命",我国居民是 68.7 岁。这些数据也说明健康与年龄有关。早在春秋战国时期,古人已认识到不同年龄阶段人体的生命特点不同,而且男女有别(《黄帝内经·上古天真论》):"女子七岁,肾气盛,齿更发长;二七,而天癸至,任脉通,太冲脉盛,月事以时下,故(可)有子;三七,肾气平均,故真牙生而长极;四七,筋骨坚,发长极,身体盛壮;五七,阳明脉衰,面始焦,发始堕;六七,三阳脉衰于上,面皆焦,发始白;七七,任脉虚,太冲脉衰少,天癸竭,地道不通,故形坏而无子也。丈夫八岁,肾气实,发长齿更;二八,肾气盛,天癸至,精气溢泻,阴阳和,故能有子;三八,肾气平均,筋骨劲强,故真牙生而长极;四八,筋骨隆盛,肌肉满壮;五八,肾气衰,发堕齿槁;六八,阳气衰竭于上,面焦,发鬓斑白;七八,肝气衰,筋不能动;八八,天癸竭,精少,肾藏衰,形体皆极则齿发去。"由此可见,女性 28~35 岁、男性 32~40 岁是人生由盛转衰的分水岭。这与现代人的身体健康状况不尽相同,现代多以 45 岁作为青中年的划分点。但是,疾病和衰老并不全由年龄决定,如高脂血症、颈椎病等既往中老年人的常见病,目前年轻人发病率也在上升,而不少老年人跑步、滑冰不输少年。因此,维护健康除需知道各年龄阶段的生理与患病特点外,还需知晓各年龄阶段如何做才可维护健康,以延缓衰老、减少疾病的发生。

(章红英)

第二节　综合健康管理

一、什么是健康

有人说:"健康是 1,爱情、财富、成就等都是添加在 1 后面的 0",形象揭示了健康是人生基础的真谛。还有人说:"健康如同空气,只有当失去时,才能感到它的重要。"世界卫生组织(WHO)关于健康的定义清晰地表达了健康的内涵:"健康是一种在身体上、精神上的完美状态,以及良好的适应力,而不仅仅是没有疾病和衰弱的状态。"它有三层意思:第一层是身体健康,也就是大家都知道的无病。第二层是心理健康。现在人们对一些行为乖张者常会鄙夷地说"有病",说明大众也明白行为异常是一种病态,但目前人们对心理疾病的认识还十分有限,去看心理医生总是不敢让别人知晓。实际上心理问题与身体问题一样,预防胜于治疗,早治早好,等到发生了精神科的癌症(精神分裂症)才就医,医生的治疗方法就十分有限了。第三层是良好的家庭和社会生活的适应能力,其实际是第一、二层次身心健康的外在行为表现。这类人常会被评价为"阳光""情商高"。第一层、第二层健康一般需要医生检查才能确诊,而第三层是每一个普通人都可以感知的,当出现问题时,要考虑是否自身出现了健康问题,可寻求心理医生,以改善自身的社会适应状况。

二、健康管理管什么

健康管理(health management)是一个专有名词,是将管理学的理念应用于预防医学和临床医学的一个新兴综合学科。健康管理于 20 世纪 50 年代末最先在美国提出,其核心内容是医疗保险机构通过对其客户开展系统的健康管理,达到有效控制疾病的发生或发展,显著降低出险概率和实际医疗支出,从而减少医疗保险赔付损失的目的。随着人口老龄化和慢性病医疗费用的不断高涨,对国家经济和社会发展构成了严重威胁与挑战,促使美国政府开始重视健康管理。欧盟和日本政府也因同样的问题纷纷开展健康促进和健康管理。由此推动了健康风险评估、健康干预、健康教育、卫生经济学等健康管理相关学术研究的发展,并成为全球学术研究热点。

健康管理是以现代健康理念(生理、心理和社会适应能力)和新的医学模式(生理 - 心理 - 社会)以及中医治未病为指导,通过采用现代医学和现代管理学的理论、技术、方法和手段,对个人或群体健康状况及其影响健康的危险因素进行全面检测、评估、有效干预与连续跟踪服务的医学行为过程。健康管理重点管的是健康危险因素的识别、评估、预测和全程干预。比如抽烟可以增加慢性阻塞性肺疾病的发病、肥胖、血脂异常,人过中年是心脑血管疾病发病的高危因素,准确评估和预测危险因素导致疾病发生的概率与时间,并干预不良生活习惯,如戒烟、减肥等对维护健康有积极意义。

三、靠谁来管理健康

2022 年 10 月党的二十大报告指出:"推进健康中国建设,把保障人民健康放在优先发展的战略位置"。《"健康中国 2030"规划纲要》推进实施,"全民健康"理念已经深入人们的日常生活之中。自己是健康的第一责任人。突如其来的新冠肺炎疫情使全民都清楚地看到疾病、医疗卫生政策及设施,对国家政治、经济和民众生活的巨大影响,因此维护健康"匹夫有责"已形成国民共识。利用学校或有公信力的大众传媒,积极学习相关保健知识,养成良好的生活习惯,主动发现威胁自身与家人健康的危险因素,尽可能减少高血压、糖尿病、脑卒中、肺气肿、牙周病、胃溃疡等慢性非传染性疾病。这不是幻想,因为欧美等国家心脑血管疾病等慢性非传染性疾病的发病率明显下降,已经证明慢性病是可以预防的,而且上述预防方法行之有效。慢性非传染性疾病的预防之所以比急性传染病难,在于其发病缓慢,不容易使人们相信某一行为的危害。比如,年轻人需要长期饮食过量、少运动,血脂或尿酸才会升高,又要经过较长时间才会出现心脑血管供血不足或痛风。

此外,健康管理除掌握健康知识及良好的自律外,还需要资金支持。因病致贫、健康扶贫常见于媒体,而解决贫困的方法仅靠爱心募集等外力非长久之策,发达国家可借鉴的方法是及早做好资产规划,其中健康保险是其重要组成。健康保险产品种类较多,分为社会保障体系(消费型)和商业保险体系(安全保障型)。社会保障体系是国家给公民的福利产品,其特点是缴费少、覆盖广、保障低。因此,每个公民无论年龄和职业都应该享受最基本的健康保障服务,否则就像高空作业没系安全带般危险。

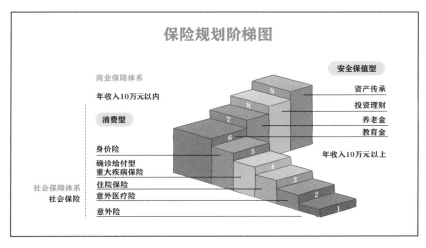

健康保险种类

　　谁不想完整体验人生各阶段的精彩？如果您认同国家兴亡匹夫有责，那么也应该能认同维护健康匹夫有责，我的健康我管理（含资金管理）。健康管理不难，只需从养成良好的行为习惯做起，利己、利家、利国。

（章红英　苗　苗）

第二章　学会评估健康状况

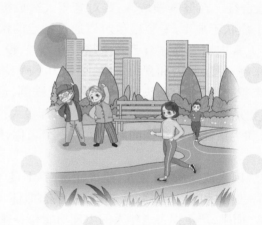

第一节 身体状况评估

一、老年综合征与老年综合评估

从生物学受孕到生理性死亡，每个人都会经历由幼小到强壮、由强壮到衰老、由衰老到死亡的自然发展过程。随年龄增长，我们的身体逐渐开启衰老的进程，开始罹患一些慢性疾病，出现体力、智力的下降，逐渐需要他人的照护。《礼记·月令》中"是月也，养衰老，授几杖，行糜粥饮食"，形象地描绘出对年迈衰老之人提供照护。

1. 老年综合征 在健康领域，一些对老年人造成极大困扰的问题，往往由于症状不典型，专科医生难以通过特定的疾病合理解释。比如老年人常向医生描述自己越来越没有力气，没有胃口，容易便秘，人越来越消瘦，听力和视力下降，记忆力下降，不愿意外出活动，精神越来越差，经常出现头晕、失眠和反复跌倒，这些症状有时很难确定究竟是哪个系统或器官发生了病变，却极大损害了老年人的身体健康和生活能力。这些问题其实有一个名称，叫"老年综合征"。

在多种致病因素或疾病下，衰弱、肌少症、营养不良、跌倒、慢性疼痛、睡眠障碍、听力和视力障碍、认知障碍、焦虑抑郁、尿失禁、便秘等问题会随之而来，严重损害老年人的生理功能和心理健康，影响生活质量，缩短预期寿命，这一症候群被统称为老年综合征。总体来说，年龄越大，越容易罹患各种老年综合征。除遗传因素外，家庭和社会环境、营养状况、生活习惯、教育程度、经济水平、社会地位等都是影响因素。老年综合征是一种患病信号，是先于疾病的更早期的表现，需要及时进行诊疗。

2. 如何识别老年综合征 传统医学大多限于对单系统、单器官疾病进行评估，难以从整体上发现老年人的健康问题，这种情况下，只有对老年人的体能、疾病、认知和社会经济等诸多方面进行全方位评估，深入了解老年人的躯体健康、心理健康和功能状态，才能为维护和改善老年人的生活质量提供更好的服务。这种全方位的评估称为"老年综合评估"。

老年综合评估是一个对老年人多方面身体功能进行鉴定的过程，需要一个包含老年科医生、老年科护士、营养师、康复师、药师、精神心理师、社工以及老年人照护者在内的团队。通过对衰弱、肌少症、跌倒、营养不良等多方面评估，尽早发现临床上可能被忽视的老年综合征，及早制订和启动干预计划，最大限度地提升老年人的功能水平和生活质量。

二、衰弱评估

衰弱作为医学术语最早于 20 世纪 60 年代末提出，用以描述老年人的一种非健康也非残疾的状态。当前，衰弱被定义为因生理储备降低，抗应激能力和维持自身稳态能力下降的一种非特异性状态。通俗来讲，衰弱的人好比一只"纸糊的船"，表面看起来好像没有什么问题，但经受各种外来打击（比如感染、跌倒、手术等）的能力很差，一旦某个脏器出现问题，就会像多米诺骨牌被推倒一样，发生一连串的健康连锁反应。

1. 衰弱综合征 有些老年人以前身体一直挺好的，慢慢地感觉体力大不如前，仅仅是经历一次小小的感冒，就发现全身乏力感明显加重，感冒虽然好了，但身体的状态却再也回不到从前，以前一口气可以上三层楼，可现在爬一层楼就会双腿无力、气短，胃口也越来越差，人也明显消瘦了。到医院内科和肿瘤科就诊，做了不少检查，并没有发现心、肺等脏器有什么特别的问题。那么，这位老年人到底怎么了？其实，从老年医学角度来讲，这个老年人患了"衰弱综合征"。

据统计，我国 60 岁以上老年人群衰弱的总体患病率为 9.9%，患病率随年龄的增长而增加,80 岁以上老年人衰弱患病率高达 26%;女性的患病率明显高于男性,农村人口的患病率高于城市。当衰弱老年人遇到急性疾病、精神创伤等状况,往往住院周期长、反复住院,照护依赖度高,失能或死亡的发生率高。

2. 如何识别衰弱 衰弱的人往往存在以下一种或几种临床表现:疲劳、无法解释的体重下降、反复感染、运动平衡能力下降、容易跌倒、谵妄以及波动性失能等。使用合理的衰弱筛查和评估工具对衰弱目标人群进行识别非常重要。所有 70 岁及以上的老年人或最近 1 年内非刻意节食出现体重下降(≥5%)的人都应进行衰弱筛查和评估。

临床上衰弱评估工具多采用 Fried 衰弱表型和 Rockwood 的衰弱指数(frailty index,FI),适用于医院和养老机构,评估过程相对复杂,需要专业人员完成。国际老年营养和保健学会提出的 FRAIL 量表,评估方法较为简易,更适合快速评估。FRAIL 量表涉及 5 个方面:疲劳感、阻力感、自由活动下降、共病和体重下降。具备 5 条中的 3 条及以上即诊断为衰弱,不足 3 条为衰弱前期,0 条为无衰弱健壮老年人(表 1)。

表 1 FRAIL 量表

序号	条目	询问方式
1	疲乏	过去 4 周内大部分时间或所有时间感到疲乏
2	阻力增加 / 耐力减退	在不用任何辅助工具以及不用他人帮助的情况下,中途不休息爬 1 层楼梯有困难
3	自由活动下降	在不用任何辅助工具以及不用他人帮助的情况下,走完 1 个街区(100m)较困难
4	疾病情况	医生曾经告诉你存在 5 种以上如下疾病:高血压、糖尿病、急性心脏疾病发作、脑卒中、恶性肿瘤(微小皮肤癌除外)、充血性心力衰竭、哮喘、关节炎、慢性肺病、肾脏疾病、心绞痛等
5	体重下降	1 年或更短时间内出现体重下降 ≥5%

3. 如何预防或干预衰弱　在"防"与"治"中,我们强调防胜于治、早优于晚。无论是预防还是干预,都可以从运动锻炼、营养干预、共病管理、药物治疗等多个方面进行。抗阻运动和有氧耐力运动是预防和治疗衰弱状态的有效措施;补充富含亮氨酸的必需氨基酸混合物可以增加肌肉容量改善衰弱状态,补充维生素 D 可以改善下肢力量和功能;积极管理老年人的现患共病、纠正不恰当用药、避免过度医疗对改善衰弱具有肯定的效果;对衰弱老年人进行综合评估和多学科团队综合管理,可以实现个性化的医疗、护理和康复服务,使老年人获益。

总之,衰弱是一个复杂且包含很多方面的问题,当您怀疑自己出现衰弱征象时,不妨就诊老年医学科进行一套综合评估,让专业的老年医学团队为您分析并制定全面的预防和治疗方案。

三、肌少症评估

肌肉骨骼系统对人体体位的保持、完成各种运动、保护重要脏器以及维持身体内环境稳定等方面发挥着重要的作用。

人体共有 639 块肌肉,按照结构和功能的不同分为平滑肌、心肌和骨骼肌。其中,骨骼肌是体内数量最多的组织,大约占体重的40%,与躯体功能关系十分密切。健身爱好者通过锻炼增加肌肉力量,锻炼的就是骨骼肌。

1. 肌少症　大家是否注意到一个问题,家中的老年人或自己在做事情的时候感觉越来越力不从心? 肌肉越来越松弛? 人越来越瘦? 走路的速度变慢了? 容易跌倒? 可能大多数人都会认为这是"人老了"的正常现象,其实,这时也许出现了一个"隐形杀手"——肌少症。

肌少症(sarcopenia)又称"肌肉减少症",源自希腊语,1989 年被首次命名,指与年龄相关的肌肉减少,同时还存在肌肉力量和 / 或躯体功能下降。人体的肌肉在 25 岁左右达到最高峰,从 20~70 岁肌肉量的丢失可达 40%,老年后的下降速度更快,肌肉力量下降也更明显。肌少症对老年人的健康影响是多方面的,取决于肌肉减少的速度和程度。当肌肉组织减少 20% 时,可出现肌肉无力、日常生活能力下降、跌倒风险增加、伤口愈合延迟;肌肉减少 30% 时,可导致卧床和生活照护依赖程度增加;肌肉减少 40% 时,机体死亡风险明显增高。肌肉合成需要充足的营养摄入才能完成,特别是作为重要原料的蛋白质,有些人崇尚"老来瘦",进食少,特别是肉类食品,营养不良是导致肌少症发生的重要原因。此外,运动减少导致肌肉合成的"加工厂"缺失,也会增加肌少症的发生风险。在中老年阶段,做好自我营养和运动管理对预防和减少肌少症的发生极为重要。做好肌少症的筛查,是早发现、早干预的基础。

2. 筛查指标 常使用小腿围、SARC-F 问卷(表 2)或 SARC-CalF 问卷(SARC-F 联合小腿围)。

表 2 SARC-F 问卷

检测项目	询问方式
S(strength):力量	搬运 10 磅(约 4.5kg)重物是否困难,无困难计 0 分,偶尔有计 1 分,经常或完全不能完成计 2 分
A(assistance in walking):行走	步行走过房间是否困难,计分同上
R(rise from a chair):起身	从床上或椅子上起身是否困难,计分同上
C(climb stairs):爬楼梯	爬 10 层楼梯是否有困难,计分同上
F(falls):跌倒	过去 1 年跌倒次数,从无计 0 分,1~3 次计 1 分,≥4 次计 2 分

(1)小腿围:小腿围指双侧小腿的最大周径,可以作为肌肉质量的替代指标。筛查肌少症的小腿围界值为男性<34cm,女性<33cm。

(2)SARC-F 问卷:包含了与老年人功能状态密切相关的 5 项内容,总分 ≥4 分为阳性。

3. 评估方法 筛查阳性的患者,需要进行肌肉力量或躯体功能评估。

(1)握力试验:一般用握力代表肌肉力量,可以使用弹簧式握力器或液压式握力器对握力进行测量,代表握力下降的界值为男性<28kg,女性<18kg。

(2)5次起坐试验:简单、快捷测试躯体功能的方法,5次起坐时间≥12秒代表躯体功能受损。如果出现肌肉力量或躯体功能任意一项受损,则可以诊断为肌少症可能。明确肌少症诊断还需要测定骨骼肌质量。

(3)骨骼肌含量测定:常用双能X射线吸收法(DEXA)和生物电阻抗法(BIA)测定四肢骨骼肌含量,诊断肌少症的界值为:男性<7kg/m²,女性<5.4kg/m²(DEAX);男性<7kg/m²,女性<5.7kg/m²(BIA)。如果肌肉含量减少合并肌肉力量下降或躯体功能下降的任意一项,则诊断为肌少症;如果肌肉含量减少合并肌肉力量下降以及躯体功能下降,则诊断为严重肌少症。

四、跌倒评估

跌倒是一种常见的老年综合征,由跌倒造成的外伤、骨折及其可能带来的卧床、压疮、血栓、肺炎等一系列并发症可导致老年人的生活发生巨大转变,造成老年人生活质量急剧下降,甚至威胁生命。跌倒也被称为65岁以上老年人的"头号杀手"。跌倒是可以预防的,识别跌倒风险,采取有效措施可以有效降低跌倒的发生概率。那么,如何判断自己是否存在跌倒的高危风险呢?

首先,跌倒史是一个非常重要的危险讯号,曾经发生过跌倒的老年人再次跌倒的概率比没有跌倒过的老年人高4.6倍,尤其是最近1年内发生过跌倒,要特别引起重视,采取积极的干预措施预防再次跌倒。

其次,躯体的活动能力也是评估跌倒风险的一项重要内容,有一些简单的测试方法,可以帮助判断老年人身体的平衡能力和下肢肌肉力量,在临床中比较常用。

1. 5次起坐试验　测试下肢肌肉力量和关节活动度。

方法:老年人坐在高约46cm的无扶手椅子上,双脚着地,背部不要靠在椅背上,双手交叉于胸前,以力所能及的速度完成5次连续的起立和坐下动作。如果在 10 秒内能够完成 5 次起坐,说明下肢力量和关节活动度较好,如果不能,提示跌倒的风险增加。

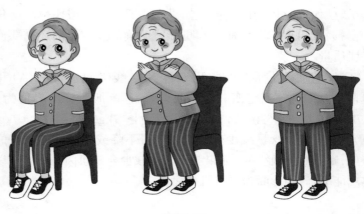

起坐试验

2. **串联站立试验** 测试平衡能力。

方法:分别进行并足、半足、全足站立测试。如果老年人在无人搀扶的情况下每种站姿不能保持独自站立 10 秒,说明其平衡能力较差,跌倒风险增高。

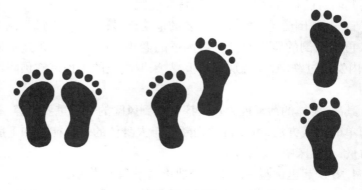

串联站立试验

3. 起立 - 步行试验　综合反映老年人的平衡、步态以及下肢肌力。

方法：老年人在高约 46cm 的椅子上坐好，计时开始，老年人从椅子上站起，向前行走 3 米，然后转身走回原处，再次转身并坐回椅子上，计时结束。行走过程中可以使用拐杖和助步器，但不能搀扶。如果无法在 12 秒内完成起身、行走、转身走回原处、转身并坐下的整个过程，则跌倒的风险较高。

五、营养不良风险评估

中国有句老话"民以食为天"，与"吃"相关的就是营养。营养是影响人体生理健康和心理健康的关键因素，决定生命的综合质量。

1. 营养不良概念　营养不良包括营养不足和营养过剩两方面，指能量、蛋白质及其他营养素的缺乏或过剩，对机体的功能甚至临床结局可以造成严重的不良影响。高龄老年人，营养不足更为常见，危害性更大。营养物质的摄入不足或丢失增加都可以导致营养不良，加重肌少症，促进衰弱进展，降低独立生活能力。

营养不良是一种常见的老年综合征。据调查，我国住院的老年人存在营养不良风险的比例高达 49.70%，已经发生营养不良的占14.67%。营养不良可导致住院时间延长，感染风险增加，失能比例升高，甚至死亡率增加。

2. 如何判断营养不良

（1）初筛：先通过两个简单的问题来完成初筛，只要符合其中任意一项，就需要进行进一步的营养筛查。

问题 1：与平日相比，是否出现最近 6 个月内非意愿的体重下降 ≥ 10% 或最近 3 个月内体重下降 ≥ 5%。

问题 2：与日常进食相比，是否出现经口进食的减少。

（2）筛查：临床常使用的营养筛查方法有很多种，其中"微型营养评定法"比较适合社区老年人的营养不良筛查，可以利用微型营养评估简表在家中完成评估，主要涉及以下 6 个问题（表 3）。

将 6 个问题的得分相加，评分为 12~14 分，表示处于正常营养状况,只需要定期筛查即可;评分为 8~11 分,提示有营养不良的风险,若体重没有下降,需要监测体重变化,并每 3 个月筛查一次,若存在体重下降需要到医院进行营养干预;评分为 0~7 分,提示已经出现了营养不良,需要到医院进行更加全面的营养评估和营养支持治疗。

表 3 微型营养评估简表

询问方式	评分
1. 过去 3 个月内是否由于食欲下降、消化问题、咀嚼或吞咽困难而减少摄食量	0= 食量严重减少 1= 食量中度减少 2= 食量没有改变
2. 过去 3 个月内体重下降的情况	0= 体重下降>3kg 1= 不知道 2= 体重下降 1~3kg 3= 体重没有下降
3. 活动能力如何	0= 需长期卧床或坐轮椅 1= 可以下床或离开轮椅,但不能外出 2= 能独立外出
4. 过去 3 个月内有无重大心理创伤或患急性疾病	0= 有 2= 无
5. 是否有神经心理问题	0= 严重痴呆或抑郁 1= 轻度痴呆 2= 没有精神心理问题
6. 体质指数(BMI)	0= BMI<19kg/m^2 1= BMI 19~<21kg/m^2 2= BMI 21~<23kg/m^2 3= BMI ≥23kg/m^2
小腿围(如果因特殊原因无法计算 BMI,可以改为计算小腿围)	0= 小腿围<31cm 1= 小腿围 ≥31cm

(李 晶)

第二节 生活方式评估

生活方式是人们在日常生活中表现出来的典型活动形式和行为特征的总和。生活方式对身体的影响是持久的,健康的生活方式可明显降低各种慢性病的发生风险,而不良的生活方式则会带来疾病威胁。

生活方式管理是以个人或自我为核心的卫生保健活动,也是健康管理六大基本策略之一,它强调个人在行为方式选择上的重要性,通过个人有意识地主动地避免不良行为,采取积极行为,减少危险因素对健康的损害,预防疾病,改善身体状态。生活方式管理的范畴较广、内容繁多。目前,膳食、身体活动、吸烟、饮酒、心理健康等是我国进行生活方式管理的重点。良好的生活方式及管理策略,与中老年女性的健康和疾病息息相关。

一、膳食

人体的营养需求和膳食供给之间应保持平衡状态,达到良好的营养状态,首先要从平衡膳食做起,做到合理搭配、摄入适量、比例适宜。中老年人可以从以下几方面评估自己的膳食结构是否合理。

1. 食物多样化 平均每天摄取 12 种以上食物,或每周摄入 25 种以上食物。

2. 三大营养素摄入比例合理 即碳水化合物占 50%~65%,蛋白质占 10%~15%,脂肪占 20%~30%。具体而言,每日摄入谷薯类食物 250~400g、蔬菜 300~500g、水果 200~300g、畜禽肉 40~75g、水产品 40~75g、蛋类 40~50g、液体奶 300ml。

3. 足量饮水 轻体力活动者应保证每日饮水 1 500~1 700ml。

4. 少盐限油 食盐每日不超过 5g,烹调油每日 25~30g。

5. 合理用餐 少量多餐细软,鼓励陪伴进餐。

二、身体活动

目前全世界范围内各年龄段人群普遍存在身体活动不足的现象。身体活动不足对中老年人的影响更为突出，是造成高血压、糖尿病、心血管疾病、多种恶性肿瘤等慢性病的重要危险因素。因此中老年人应重视身体活动，积极参加运动锻炼。合理适度的运动不但可改善中老年人的心肺功能，增进肌肉、骨骼健康，减少慢性病发生风险，还可以提高老年人认知功能，改善情绪，提升生活幸福感。

1. 如何评估身体活动情况 WHO《有益健康的身体活动建议》提出了对 65 岁以上老年人的身体活动建议，您可以针对下面的条目，评估自己的身体活动情况：

● 每周进行至少 150~300 分钟中等强度的有氧运动，或 75~150 分钟较高强度有氧运动，或两种强度身体活动的等效组合。

● 每周进行至少 2 天中等或较高强度的肌肉力量训练，包括所有大肌肉群。

● 每周进行至少 3 天平衡能力训练，增强身体机能、预防跌倒发生。

● 减少久坐少动的时间。

2. 如何判断运动强度 下面介绍两种常用的运动强度评判方法：

（1）最大心率百分比法：中等强度的心率一般定义为 60%~75% 的最大心率。最大心率的计算公式为：最大心率（次 / 分）=220- 年龄（岁）。例如，一位 70 岁老年人的最大心率为：220-70=150（次 / 分），那么在进行中等强度运动时的最佳心率应该为（60%~75%）×150=90~112（次 / 分）。

（2）自我感知法：自我感知法更方便实用，中等强度活动的自我感觉包括：心跳和呼吸加快，用力但不吃力，可以随着呼吸的节奏连续说话，但不能放声歌唱。

对于中老年人一般推荐中等强度运动。但老年人和体质较差者，应结合自己的体质和感受来确定运动强度。运动应循序渐进，量力而行。

三、吸烟

众所周知,吸烟不仅危害自身健康,还会对社会产生不良影响。吸烟是肺癌,特别是鳞状上皮细胞癌和小细胞未分化癌的重要致病因素之一,吸烟者发生肺癌的风险是不吸烟者的 13 倍。吸烟也是心脑血管疾病的主要危险因素,吸烟者患冠心病、高血压、脑血管病及周围血管病的概率明显升高。吸烟对女性的影响更大,可造成月经紊乱、雌激素低下、绝经提前及绝经后骨质疏松加剧等不良后果。

此外,"二手烟"是烟草燃烧过程中散发到环境中的烟草烟雾,其中包含 40 多种致癌物质,对人体的影响也不可小觑。中老年女性在生活中不仅要戒烟,还要有意识地远离"二手烟"。

四、饮酒

我国的酒文化源远流长,但若饮酒过量会对身体健康产生极其不利的影响。酒精对健康的不良影响是多方面的,主要是对肝脏的损害,长期大量饮酒可造成酒精性肝病。酒精性肝病早期往往没有特异性临床症状,容易被忽视,当出现恶心、呕吐、黄疸等临床表现时常已有比较严重的肝损伤。

女性体型较小,体内脂肪含量高,喝同量的酒后血液中酒精浓度往往高于男性,而且女性的乙醇脱氢酶较男性低,所以比男性更易发生酒精性肝病。

中老年人应适度饮酒,限制酒精摄入。男性每日摄入酒精量应 <25g,女性每日摄入酒精量应 <15g。

摄入酒精量(g)= 饮酒量(ml)× 酒精含量(%)× 0.8

1. **饮酒过量**　若您每天饮酒量是下列三项之一,说明您酒精摄入超标了。

- 白酒(按 50 度计算)超过 2 两;
- 红酒超过半斤;
- 啤酒超过一瓶(750ml)。

2. **酒精依赖**　如果您符合以下条目中的三条,说明您由于长期大量饮酒对酒精产生了心理上的依赖,需尽快控制。

- 对酒有强烈渴望或冲动;
- 对饮酒行为和饮酒量难以控制;
- 当饮酒被终止或减少时,出现生理戒断症状;
- 因饮酒而逐渐忽视对其他事物的兴趣;
- 对酒的耐受量增加;
- 明知会导致危险后果,仍固执饮酒。

五、心理健康

心理社会因素对健康有十分重要的影响。中医提出"病由心生",认为疾病的发生发展与情绪关系密切,不同的情绪可直接影响人体脏器功能。积极乐观的情绪可让人们感受到生活充实且富有意义,机体的抵抗力随之增加;消极悲观的情绪体验往往让人变得无助失落,抗病能力削弱。

1. 健康心理的标准

- 有足够的自我安全感;
- 能充分了解自己,并对自己的能力做出适度的评价;
- 生活理想切合实际;
- 不脱离周围现实环境;
- 能保持人格的完整与和谐;
- 善于从经验中学习;
- 能保持良好的人际关系;
- 能适度地发泄情绪和控制情绪;
- 在符合集体要求的前提下,能有限度地发挥个性;
- 在不违背社会规范的前提下,能恰当地满足个人的基本要求。

2. 中老年心理发展特点与健康促进方式

(1)中年期:中年人积累了较多的经验,善于做出理性分析,情绪也趋于稳定。女性多在45~55岁进入更年期,是从中年向老年过渡的阶段。此时由于激素水平波动,容易导致自主神经系统功能紊乱,出现紧张、焦虑、烦躁、易怒、失眠、记忆力减退、燥热不安、心悸、眩晕等一系列症状。既然更年期是整个人生过程中一个必然的生理阶段，女性应保持良好的心态，坦然接受并正确对待更年期。生活中要有自己的朋友和生活圈，有一份属于自己的爱好，逐渐使生活充实起来。同时，多与他人沟通，保持心情平和，少暴怒，学会知足常乐，不与人攀比，快乐、平稳地度过更年期，为晚年生活打下良好的基础。

（2）老年期：老年期会出现生理方面的诸多退行性变化，此阶段老年人的情绪趋于不稳定，表现为易悲观、易激惹、喜欢唠叨、情绪激动后需要较长时间才能恢复。老年人应尽快适应离退休后的生活，保持必要的人际交往，积极投身社会活动，参加体育锻炼，保持身体健康，寻找快乐。另外，老年人还应学会正确面对疾病和死亡，积极主动接受生活的挑战，不回避，不幻想，克服对疾病和死亡的恐惧，丰富生活内容。同时，子女应在生活上积极照料，多关心多交流，使老年人感觉温暖和安全。

（张　洁）

第三节　认知心理评估

一、认知障碍评估

老年人在生活中有时会出现记忆力减退、注意力下降、外出后找不到回家的路等，这些症状可能和认知障碍有关。

1. 什么是认知障碍　认知障碍是指各种原因导致的记忆、计算、视空间和结构能力、执行能力、语言理解及表达能力等一个或多个认知功能受到不同程度损害的状态。认知障碍根据严重程度分为轻度认知障碍和痴呆，轻度认知障碍是介于正常老化与痴呆之间的一种过渡状态，是痴呆发展的前期状态。

随着人口老龄化的发展，认知功能障碍发病率日益增长，痴呆患病率在 65 岁以上人群中约为 5%,80 岁以上人群中高达 20%。

2. 如何对认知障碍进行评估 认知障碍给个人、家庭和社会带来了沉重的负担。痴呆的进程虽然不能逆转,但对老年轻度认知障碍患者早期识别与干预,可以有效延缓认知功能衰退和转变为痴呆的进程。

认知障碍评估通常包括认知功能、社会及日常生活能力、精神行为症状。总体认知功能评估工具包括多个认知域的测查项目,能较全面地了解患者的认知状态和认知特征,对认知障碍和痴呆的诊断及病因分析有重要作用。目前多应用不同的量表进行评估,简易智力状态检查量表(MMSE)是国内外应用最广泛的认知筛查量表,用于痴呆的筛查;蒙特利尔认知评估量表(MoCA)用于轻度认知障碍的筛查;临床痴呆评定量表(CDR)用于痴呆严重程度的分级评定和随访。

此外,还需要根据医生的建议进行相应的血液、脑脊液检测以及脑部 CT、磁共振、PET-CT 扫描;有明确家族史的患者应该进行基因检测以明确是否存在认知障碍。

二、焦虑障碍评估

老年朋友们有时会遇到心烦意乱、注意力不集中、紧张、脾气暴躁等情况,有的会持续一段时间,这时需要注意,可能和老年焦虑症有关。

1. 什么是焦虑障碍 焦虑指在缺乏相应的客观刺激情况下出现的内心不安状态,表现为顾虑重重、紧张恐惧、坐立不安,严重时可表现为搓手顿足、惶惶不可终日,常伴有心悸、出汗、手抖、尿频等症状。

老年人群中广泛性焦虑的患病率为 0.7%~7.3%,多数起病缓慢,病程可迁延数年,老年人焦虑与抑郁常常共存,常伴随躯体疾病出现。

2. 如何对焦虑障碍进行评估 研究显示,患焦虑障碍的老年人 7 年死亡风险增加 87%,及早对老年人进行焦虑评估能提高对焦虑症的识别率,以便提供个性化的诊治方案,改善预后,最大限度地恢复老年人的社会功能。

焦虑状态的最终诊断需要到专科医院相应科室就诊确定,临床评估主要包括病史、体格检查、实验室检查以及精神检查。量表评估对筛查或评估老年焦虑症状的严重程度也起着非常重要的作用。

此处介绍一种简单易操作的测评方法,可以帮助老年人在家中自己进行预测评,如果下列测试中有 2 项或以上阳性回答,则需进一步就诊检查。

"90 秒 4 问题询问法"快速筛查焦虑症状:

- 你认为你是一个容易焦虑或紧张的人吗?
- 最近一段时间,你是否比平时更感到焦虑或忐忑不安?
- 是否有一些特殊场合或情景更容易使你紧张、焦虑?
- 你曾经有过惊恐发作吗? 即突然发生的强烈不适感或心慌、眩晕、感到憋气或呼吸困难等症状。

三、抑郁障碍评估

老年朋友们有时会感到情绪低落、精力不如以前、食欲不好或睡眠不好等情况,并且持续 2 周以上,这时需要注意,这些症状可能和老年抑郁症有关。

1. 什么是抑郁障碍　抑郁症是以情绪低落、悲观消极、懒言少动、思维迟钝等为主要特征的一种老年期最常见的精神障碍之一。中国科学院的调研显示,60 岁以上老年人大约 15% 患有抑郁症,且存在性别差异,一般女性高于男性。

2. 抑郁障碍的表现

- 对忧伤的情绪不能很好表达,对外界事物无动于衷。
- 感觉浑身不舒服。
- 不愿意参加正常社交活动。
- 感到疲乏无力、食欲减退。
- 自我评价过低、悲观绝望。
- 心境有昼重夜轻的特点。

- 有躯体症状如体重下降、口干、便秘、睡眠障碍等。
- 出现记忆力减退,反应迟钝。
- 出现自责、自杀的念头,甚至自杀行为。

3. 如何对抑郁障碍进行评估 抑郁症有高发病、高复发、高致残的特点,加上老年人本来就合并多种慢性疾病、多重用药等情况,及时恰当地筛查评估老年人的抑郁状况并给予合适的治疗很有必要。

老年抑郁症的综合评估包括全面的医疗评估、躯体功能评估、认知功能评估以及社会/环境因素评估等方面。量表评估对筛查或评估老年人抑郁症状的严重程度也起着非常重要的作用。

推荐"90秒4问题询问法"初步筛查抑郁症状。若4项均为阳性,需进一步评估抑郁障碍的严重程度以便确诊。

"90秒4问题询问法"快速筛查抑郁症状:

- 过去几周(或几个月)是否感到无精打采,或对生活的乐趣减少了?
- 除了不开心之外,是否比平时更悲观或想哭?
- 经常有早醒吗(每月1次以上为阳性)?
- 近来是否经常想到活着没意思?

(沈 姞)

第三章 开启更年期的旅程

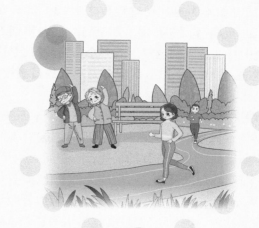

第一节　知性地面对改变

一、更年期是女性必经之路

时光春夏秋冬，岁月悄然流逝，衰老不可避免，这是自然规律。人生就像一辆高速行驶的列车，载着我们经过一个又一个独特的生命站点，领略人生四季，向着已经规划好的方向前进。

人立于宇宙之间，和天地万物一样有着属于自己的生存之理、繁衍之道。在人类的生命周期中，经过生长发育阶段至成熟期后，身体各器官及其功能开始不断退化的过程称之为"衰老"。女性的一生要经历婴儿期、儿童期、青春期、育龄期、更年期、老年期6个生理时期，更年期是由中年期过渡到老年期的一个特定阶段，是以体内激素水平、生化环境、心理状态变化由盛至衰为基础的过渡期，随着人类寿命的延长，也几乎成为女性的必经之路。

卵巢是女性重要的性腺器官，也会经历从发育到成熟，再到衰退的过程，其分泌的性激素对女性不同的生理时期起着不同作用。进入更年期，随着卵巢功能衰老进程的加速，雌、孕激素水平明显下降，也会引起女性生理、心理以及社会适应能力的变化，对身体各个方面的健康都会产生不利影响，主要表现为月经紊乱、血管收缩舒张功能障碍、神经精神症状等。更重要的是，女性激素的缺乏也是许多慢性病发生的导火索，更年期也是女性出现心血管疾病、骨质疏松、老年痴呆等老年疾病的起始阶段。

更年期可能意味着身体开始衰老，如何理智地看待"衰老"是我们每个人都无法回避的问题。衰老不是疾病而是一种正常的生理现象，不必惧怕，可以采取很多办法来减缓衰老的过程。譬如，科学的运动健身、合理的膳食营养、理性的激素治疗、不断的阅读思考、良好的生活方式、长期的健康管理等，都是促进健康、延年益寿的重要手段。因此，只要每一位女性朋友能够认识衰老、理解衰老、接纳衰老的变化，就可以知性又自信地开启更年期的旅程，从容而优雅地变老。

二、绝经相关的概念

女性 40 岁以后生殖能力逐渐从旺盛状态转为衰退。生殖衰老的基础是卵巢内原始卵泡储备逐渐耗竭，是一个渐进积累的过程，也是每个妇女生命进程中必须经历的生理阶段。

1. **绝经过渡期**　指绝经前的一段时期，是女性从生育期走向绝经的过渡阶段。1994 年 WHO 将这一时期定义为从临床特征、内分泌、生物学方面开始出现趋向绝经的变化，直到最后一次月经终止。即从月经紊乱开始到最后一次月经。

2. **围绝经期**　指绝经前后的一段时间。自临床特征、内分泌及生物学开始出现绝经征象持续至最后一次月经后 1 年。围绝经期与绝经过渡期起点一致而终点不同。

3. **绝经**　指妇女一生中最后一次月经，只能回顾地确定。当绝经达到或超过 12 个月，认为卵巢功能真正衰竭，以致月经最终停止。

4. **绝经后期**　指绝经后的生命时期。多数国家调查表明，妇女自然绝经的平均年龄为 50 岁，随着人类期望寿命的延长，妇女超过三分之一的生命将在绝经后期度过。

5. **更年期**　女性自然绝经前后，从生殖期过渡到非生殖状态的生理阶段，是衰老过程中的正常环节，多处于 40~60 岁之间。整个更年期可出现一系列以自主神经功能失调为主的症候群。

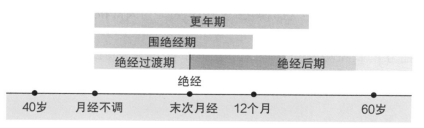

三、更年期症候群

更年期是女性一生中内分泌变化最剧烈的时期。卵巢功能逐渐衰退导致体内雌、孕激素下降,从而出现一系列躯体及精神心理症状,给女性的生活带来不同程度的困扰。

1. 月经紊乱 月经改变是出现较早、最普遍的表现。月经状况变化多样,大致可分为三种类型:①月经周期延长,经期减量,最后绝经;②月经周期不规则,经期延长,经量增多,甚至大出血或出血淋漓不尽,然后逐渐减少而停止;③月经突然停止,这种情况较少见。绝经过渡晚期阶段,因为卵泡数进一步减少和经常发生不排卵,孕激素水平更为低下,这是造成月经紊乱的主要原因。值得注意的是,子宫内膜在较长一段时间内受到雌激素作用不断生长而由于孕激素水平相对较低无法形成对抗,增加了子宫内膜病变的风险。除了可造成无排卵功血外,还会引起子宫内膜增生,进而可能发展为子宫内膜癌。因此,出现异常出血应及时寻求医生的帮助,必要时需进行诊断性刮宫,排除子宫内膜的病变。

2. 植物神经功能紊乱 主要表现为潮热、潮红、出汗等血管舒缩症状,而眩晕、头痛、手指麻木、感觉异常、失眠等也是更年期女性经常遭遇的症状。潮热可于绝经前出现,在绝经后 2 年左右达高峰而后下降,可持续 6 个月至 5 年,也有部分患者持续 5 年以上。生活方式、环境因素和社会因素与潮热的发生频率有关。体重指数 $\geq 27kg/m^2$、吸烟、焦虑、缺乏运动和社会经济条件差,可以增加潮热发生的相对风险。

3. 精神症状及情绪改变 多为更年期首次发病,常伴有性功能衰退。主要症状为忧郁、焦虑、多疑等,可分为兴奋和抑郁两种类型。①兴奋型,表现为情绪不稳定、激动易怒、失眠、注意力不集中、工作能力下降、嚎啕等神经质症状。②抑郁型,表现为烦躁、焦虑、内心不安,甚至惊慌恐惧、记忆力减退、缺乏自信、行动迟缓,严重者对外界冷漠,丧失情绪反应。但在临床中,有些患者常同时具有这两种类型表现,难以区分。

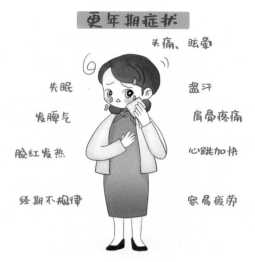

4. **心血管系统改变**　可出现血压不稳定、气促、心悸、心律不齐和假性心绞痛等症状,动脉粥样硬化和冠心病发病率明显增加。高血压的特点为收缩压升高且波动较明显,但舒张压改变相对较少。多数患者症状发作时,往往主诉心悸或心前区不适,心电图、运动试验和 24 小时动态心电图监测属于正常生理范围内。部分妇女可出现 ST 段压低现象,但冠脉造影结果呈阴性。补充雌激素后心律恢复正常或发作次数减少,说明与雌激素减少有关。绝经期抑郁症患者容易出现心慌表现,缺乏运动、社会经济状况差以及受教育程度低可增加心悸的风险。

5. **骨关节炎与骨质疏松**　骨质疏松是绝经后妇女的常见疾病,早期症状为腰酸背痛,最大危害是骨质疏松性骨折。流行病学研究表明,50 岁以上的中国妇女约 1/3 存在脊椎部位的骨质疏松。骨关节炎好发于手、足、膝和踝关节,常表现为骨关节痛、活动受限等症状,严重者生活不能自理,是导致老年人关节功能障碍的首位原因。

6. **皮肤和体型改变**　更年期女性雌激素分泌减少,新陈代谢减慢,机体调节血脂、血糖、抗动脉硬化的作用也会减弱,加之骨关节痛所致活动受限运动减少,易导致肥胖、高血压、高血糖,血脂逐渐上升,体重分布也会发生变化,脂肪主要在腹部和臀部周围堆积。绝经后妇女皮肤松弛、表皮变薄、弹性降低而出现皱纹;部分妇女出现色素沉着,在颜面部、手背部较为明显;毛发颜色逐渐变浅、脱落并表现为稀疏。

7. 泌尿生殖道改变 绝经后女性泌尿生殖道表现为不同程度的萎缩,可引起阴道干涩、瘙痒、性交痛、尿急等,易发生老年性阴道炎、盆腔炎或泌尿系感染。绝经后盆底肌肉萎缩,胶原结缔组织减少,盆底支持结构减弱、松弛,易发生子宫脱垂、阴道前后壁膨出。约40% 绝经后妇女出现压力性尿失禁,约11% 绝经后妇女需要对盆腔脏器脱垂进行治疗。

8. 性功能异常 约86% 的更年期女性存在性功能异常。最常见的三种表现为性欲降低、性交痛和性高潮缺乏。

(张 巧)

第二节 常见的内分泌疾病

一、血糖异常

1. 糖尿病 糖尿病是由于胰岛素分泌缺陷或胰岛素作用缺陷而引起的以慢性血糖水平升高为特征的代谢疾病群。空腹血糖 ≥ 7.0 mmol/L 和 / 或餐后 2 小时血糖 ≥ 11.1 mmol/L 可诊断糖尿病。主要分为 1 型和 2 型糖尿病,其次还有妊娠期糖尿病和其他特殊类型糖尿病。

更年期糖尿病发病原因十分复杂,主要有:

(1)肥胖:肥胖是导致糖尿病最重要的原因之一,肥胖会导致胰岛素抵抗。正常人进食后,血液里的葡萄糖会升高,同时胰腺会产生胰岛素,胰岛素就像一辆辆的小车,把血糖运输到细胞里面,这样血糖水平就会恢复正常。但肥胖者的细胞里有大量的脂肪,像交通阻塞一样,使运输血糖的胰岛素小车很难进入细胞,这样的"大塞车"会造成血液里的葡萄糖水平升高,这就是糖尿病。

(2)雌激素减退:更年期妇女的雌激素减少,对胰岛素的刺激作用减弱,或导致胰岛 β 细胞对葡萄糖刺激的应激能力减弱,引起胰岛素的产生相对不足,也就是运输血糖的"车辆"不足,也可以增加患糖尿病的风险。

(3)遗传、饮食习惯、运动少、生活方式和心理因素等:如更年期抑郁、焦虑、躯体化等负性情绪的影响,增加了更年期妇女的惰性,不爱运动,但食欲好,爱吃油腻食物,促进了向心性肥胖的发生,直接增加了糖尿病的发生风险。

更年期患糖尿病的女性应着重注意以下几点:

(1)合理的膳食结构和进餐时间是预防糖尿病的关键。改变不良的饮食习惯,避免摄入高热量的饮料和食物。及时补充钙剂和维生素 D。

(2)保持良好的心态,按时监测血糖,生活有规律。经常睡眠不足 6 小时糖尿病的患病风险加倍。睡眠太少,神经系统会处于紧张状态,影响调节血糖的激素。

(3)适量运动,避免发生肥胖。建议通过中高强度的间歇式锻炼方式来燃烧增加的脂肪,每周至少 150 分钟。

2. 低血糖　正常人的血糖水平会保持在一定的范围之内,血糖低于 70mg/dl 就是低血糖(或低血糖症)。如果血糖水平偏低,大脑和身体得不到足够的糖类供应,就会出现一系列症状,包括颤抖、出汗、心跳加快、视力变化、饥饿感、头痛、突然的情绪变化等低血糖早期表现。严重低血糖者,还可出现行为异常、丧失协调感、注意力不集中和意识混乱,甚至癫痫发作、意识丧失等症状,需要立即就医。

更年期低血糖的主要原因:

(1)糖尿病患者用药过量:主要是胰岛素和促胰岛素分泌药物(如磺脲类、非磺脲类、DPP4-抑制剂等)。诱发因素可能是错失或延迟用餐、进食太少的碳水化合物、饮酒、运动量大等,应该注意预防和紧急补救。

（2）未患糖尿病的更年期女性，也可以出现反应性低血糖。这类患者进餐后胰岛素的释放慢于血糖水平的升高，因此当血液中的胰岛素浓度达到高峰时，血糖水平已开始下降，从而发生低血糖反应。餐后低血糖反应也可以是 2 型糖尿病发病前的一种现象。

（3）胰岛素瘤是一种罕见的胰腺肿瘤，可能导致严重低血糖。其可自主分泌过多的胰岛素，不受身体控制，将血糖降到非常低的水平，从而产生严重低血糖症状，甚至危及生命。所以，如果出现严重低血糖症状，一定要及时就医，明确是否有胰岛素瘤。手术切除胰岛素瘤，可以挽救患者的生命。

为避免发生低血糖情况，平时生活中应注意以下几点：

（1）通过饮食控制、适当运动、劳逸结合并保持理想体重，避免肥胖引起胰岛素抵抗，导致餐前血糖偏低的情况。

（2）患糖尿病的更年期女性应用降糖药物从小剂量开始，定期监测血糖。根据血糖变化查找原因、调整用药，外出时随身携带糖类食品，做到有备无患。

（3）调节饮食结构，碳水化合物比例宜低，适当提高蛋白质和脂肪含量，多吃高纤维食物；少量多餐、减慢进食速度、避免饥饿、睡前适量加餐等都有一定预防效果。如特殊情况出现呕吐、腹泻、进食量减少，要注意及时补充能量。

（4）改善焦虑、抑郁情绪，保持良好心态是避免低血糖发生的重要一步。

（5）有低血糖病史的患者，可随身携带高胰岛素急救装置，在进食不能改善低血糖的时候，可以挽救生命。

二、甲状腺疾病

甲状腺是脖子前方一个蝴蝶形的器官，是人体新陈代谢的"主控器"，对我们的身心健康至关重要。它可产生、储存并释放甲状腺激素到血液中，而甲状腺激素是人体所有组织和器官正常运转的必备物质。

甲状腺激素可使身体有效地使用存储的能量，从而控制体温，保证肌肉正常工作。甲状腺激素还参与身体新陈代谢,维持器官的正常功能,尤其是大脑的生长发育。有研究表明,全世界范围内有 1.6 亿~1.75 亿女性患甲状腺疾病,且女性患甲状腺疾病的概率比男性高 4~7 倍。

1. 甲状腺功能亢进　甲状腺功能亢进简称甲亢,是一种临床常见的内分泌疾病,由甲状腺分泌过多的甲状腺激素引起。导致的症状有很多,其中相当一部分和更年期症状很相似,容易混淆,如心烦、失眠、易怒、心慌、出汗、潮热、疲劳、月经紊乱等;然而甲亢患者还会出现消瘦及腹泻、突眼、甲状腺肿大、手抖、舌颤等特有表现。有时患者的临床表现可能不典型,甚至可能在更年期同时又患上了甲亢。所以如果有了前面提到的某些症状,应该及时就医,做一个全面检查。

甲亢如果能早发现、早诊断并获得及时得当治疗,是可以痊愈的。若患甲亢却没有及时确诊治疗,那么患者不仅要忍受临床症状的痛苦,更会引起心脏、骨骼和其他器官功能的损害,严重者还会发生甲亢危象,死亡率可高达 50%,必须予以重视。

2. 甲状腺功能减退　甲状腺功能减退简称甲减,也是一种常见的内分泌疾病,女性患者偏多,可能与女性复杂的生理和激素变化有关。这些变化会影响甲状腺激素生成及代谢,使得甲状腺分泌过少的甲状腺激素,进而引起甲减。

甲减早期很难被察觉到,更年期女性更是如此。有时可表现为月经不调,整天感觉疲倦或反应迟钝;工作、学习精力不集中;感觉沮丧、焦虑、急躁等。若常常出现对冷热环境耐受差,莫名发热或发冷等症状,可能是甲减的标志。如果甲减长期发展会影响患者生活质量,可导致严重健康问题,如胫前黏液性水肿、活动后气短、心律失常、血压改变和胆固醇水平增高等。如果出现前面提到的某些症状,需要到医院进行一次简单的血液检查,通过血液中促甲状腺激素水平和甲状腺激素水平就可以诊断是否存在甲亢或甲减。

三、肾上腺疾病

肾上腺是人体相当重要的内分泌器官,位于两侧肾脏的上方,左右各一个,左肾上腺呈半月形,右肾上腺为三角形。肾上腺如同果实,有果皮也有果肉,内外分饰着不同的角色,起着不同的作用。

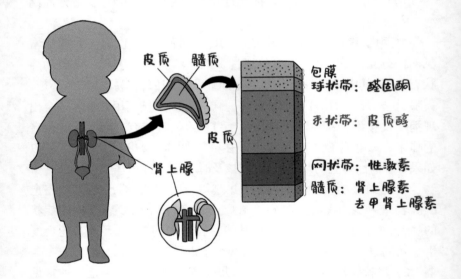

肾上腺的主要功能是分泌几种不同的肾上腺激素,包括肾上腺皮质激素(果皮)和肾上腺髓质激素(果肉)。肾上腺皮质激素的主要功能是调节体内的水、盐和糖代谢;而肾上腺髓质激素主要功能是调节心脏、血管功能,也有调节糖和脂肪代谢的功能,是一种重要的应激激素。更年期常见的肾上腺疾病,主要分为两类。

1. **肾上腺皮质激素分泌过少**　可以导致肾上腺皮质功能不全,临床表现为疲乏、体重减轻、恶心呕吐、食欲减退、直立性低血压、低血糖、神经精神症状等。病因有肾上腺结核或自身免疫性肾上腺炎,或垂体疾病导致促肾上腺皮质激素分泌过少引起。口服肾上腺皮质激素疗效非常好。

2. **肾上腺激素产生过多**

(1)皮质醇增多症:主要由慢性糖皮质激素增多导致的一组临床表现,如满月脸、水牛背、向心性肥胖、多毛、糖尿病倾向、性功能异常、月经紊乱等。

（2）原发性醛固酮增多症：血压逐渐升高，降压效果不佳，并有低血钾和碱中毒表现（肌肉无力、肌麻痹、心律失常、手足搐搦、痛性肌痉挛等）。

（3）肾上腺嗜铬细胞瘤：大量释放肾上腺素和去甲肾上腺素，可以引起血管收缩、心跳增快，从而导致阵发性高血压，并伴有剧烈头痛、皮肤苍白尤其是脸色苍白、心跳过快、四肢及头部震颤、出汗、无力，有时可有胸闷气急、恶心呕吐。

（4）其他：非功能性肿瘤包括转移瘤、血肿、囊肿等。

四、垂体疾病

垂体是一个豌豆大小的腺体，位于脑基底部的骨性结构（蝶鞍）中。蝶鞍保护着垂体，但小得几乎没有垂体增大的空间。别看它是一枚小小的腺体，但却是人体最复杂的内分泌腺，分前叶和后叶两部分，是一个"二合一"组合。

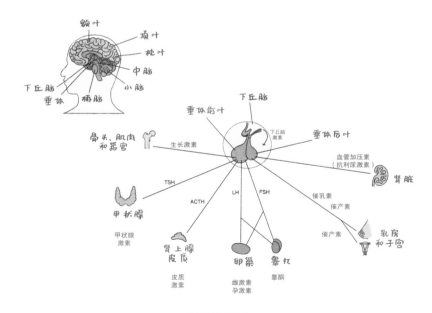

垂体解剖图

1. 垂体激素 垂体前叶分泌各种促腺激素,调控其他一些内分泌腺(靶腺)的功能,因此也称为主腺或上级腺体,影响几个下级腺体(靶腺)激素产生水平。这几个靶腺就是前面介绍的甲状腺、肾上腺和性腺(女性的卵巢、男性的睾丸)。垂体可调控甲状腺的激素(TSH)、肾上腺的激素(ACTH)、性腺的激素(FSH 和 LH)。另外,垂体后叶还分泌一些激素,并不通过下级靶腺,而是直接作用于身体,起到特定的生理作用。这些激素包括生长激素、催乳素、催产素和抗利尿激素。

2. 垂体瘤 垂体瘤是更年期最常见的垂体疾病。根据其是否合成及分泌有生物活性的激素分为功能型和无功能型腺瘤,其中功能型腺瘤又分为催乳素瘤、生长激素瘤、促肾上腺皮质激素腺瘤、促甲状腺激素瘤、促性腺激素瘤及多激素腺瘤。由于垂体生长在脑组织的底部中央,周围密布着许多非常重要的血管和神经,如视神经、脑底动脉等,因此一旦发生垂体瘤,其临床表现也复杂多变,可以表现为以下几个方面:

(1)分泌过多的激素,如催乳素,属于蛋白激素的一种,会影响性腺和乳腺的发育,同时参与女性机体生长、免疫调节、应激反应调节等代谢过程。垂体催乳素腺瘤是具有一定分泌功能的肿瘤,可导致催乳素分泌过多,主要发病人群为女性,是更年期较常见的腺瘤疾病之一(疾病占比 70% 左右)。发病后患者病症表现为泌乳、月经量减少、月经停止和性功能障碍等,影响并发症发生,可能会有头痛、骨质疏松等症状严重影响人们的生活质量,尤其是月经不调和闭经,容易被误以为是更年期的表现而被忽略,从而漏诊产生催乳素的垂体瘤。

(2)分泌过少的激素,造成功能低减。其中抗利尿激素减少,可以导致尿崩症,表现为多尿、烦渴、低比重尿,甚至可以起夜近十次,严重影响睡眠和生活质量。

(3)肿瘤占位表现,压迫附近的血管和神经。垂体距离视神经非常近,垂体瘤可能压迫视神经,导致视野缺失,严重时甚至失明。如果垂体瘤向后上继续生长可致多饮多尿、头痛呕吐等颅内压增高,甚至昏迷、瘫痪或去大脑强直症状；向侧方生长则出现动眼神经或展神经麻痹；若再向上生长可出现精神症状。

垂体瘤的治疗手段主要包括手术治疗、药物治疗以及放射治疗。随着手术方式的进步、新药的研制、放疗定位准确性的提高，术后并发症发生率逐渐降低，病情缓解率逐渐提高。

（吕文戈　康冬梅）

第三节　理性的激素治疗

一、如何决定是否补充激素

更年期是否需要补充激素取决于多种因素，包括整体健康状况、精神状态、营养情况、生活类型等。现实中，不同文化及家庭背景对每个人的信仰和信念有很大的影响。尽管更年期症状可发生在绝大多数女性身上，但对于某些女性来说，觉得不适是暂时的，忍一忍就可以过去，或许放松心情症状就会自行消失，这是一种安慰剂效应；一部分女性更年期症状较明显，因对激素治疗有恐惧心理，担心激素会带来其他危险，宁可亲身经历这些症状也不想服药治疗；还有部分女性，对生活质量有较高的追求或已经存在一些健康问题，如焦虑、心脏病、骨质疏松等，希望获得医生帮助，进行长期激素补充治疗。因此，决定进行激素补充治疗前，需认真回顾或审查自己的医疗史以及全面的体格检查，确定是否有相关危险因素以及如何看待自己的症状，甚至可以先征求家人意见或了解朋友的感受后再和医生讨论具体治疗方案。

二、哪些人适合激素治疗

激素补充是对雌激素缺乏引起的更年期症状最有效的治疗方

法。根据个人情况制定的激素补充方案能够减轻生理上的症状和心理上的焦虑。同时,激素治疗可以降低因骨质疏松发生骨折的风险,对于有骨质疏松风险的更年期女性可谓是双赢。每个有症状的或有骨质疏松高危因素的女性,如果咨询专科医生后没有使用禁忌,可以考虑激素治疗。

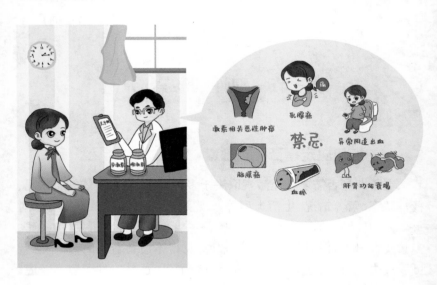

三、哪些人不适合或慎用激素治疗

1. 如果发现以下几种情况,必须禁用激素治疗

- 原因不明的阴道流血;
- 已知或怀疑妊娠;
- 已知或怀疑乳腺癌;
- 已知或怀疑患有与激素相关的恶性肿瘤;
- 最近 6 个月内患活动性静脉或动脉血栓栓塞性疾病;
- 患血卟啉病、耳硬化症和系统性红斑狼疮;
- 严重肝肾功能障碍;
- 现患脑膜瘤(禁用孕激素)。

2. 具有以下几种基础病的女性要慎用激素治疗

- 子宫肌瘤、子宫内膜异位症、子宫内膜增生史；
- 有乳腺良性疾病或乳腺癌家族史；
- 胆囊疾病、癫痫、偏头痛、哮喘、高泌乳素血症；
- 尚未控制的糖尿病及严重高血压；
- 有血栓形成倾向。

四、常用药物及治疗方案

性激素种类繁多,主要包括口服、非口服的雌激素和孕激素。口服药物又分为天然和人工合成的性激素,激素治疗应优选天然或接近天然的药物。另外,市面上还有已经配伍好的雌孕激素复方制剂可供选择。非口服药物包括经皮雌激素、经阴道激素、注射用激素及左炔诺孕酮宫内缓释系统。医生会根据每位患者的具体情况和意愿选择个体化的方案。

1. 绝经过渡期 这个时期的女性常常因月经紊乱影响正常生活而寻求医生帮助,因此主要为了调整月经周期、恢复规律的月经,可选择单孕激素周期治疗。如果已经出现低雌激素相关症状,应使用雌孕激素序贯方案。

(1) 单孕激素补充方案:①后半周期孕激素治疗:地屈孕酮10~20mg/d 或微粒化黄体酮 200~300mg/d,于月经周期或撤退性出血的第 14 天起,连续用药 10~14 天。②连续孕激素治疗:主要指左炔诺孕酮宫内缓释系统,有子宫内膜增生病史的患者优先选用。

(2) 雌孕激素序贯方案:①连续序贯方案:指每天使用雌激素,后半周期加用孕激素。具体用法:连续口服或经皮使用雌激素 28 天,后 10~14 天加用孕激素；也可采用连续序贯复方制剂,如雌二醇 / 雌二醇地屈孕酮片 (1/10 或 2/10 剂型),每天 1 片,共 28 天。②周期序贯方案:与连续序贯方案不同的是,在治疗过程每周期有 3~7 天停药期。具体用法:连续口服或经皮使用雌激素 21~25 天,后 10~14 天加用孕激素,停药 3~7 天再开始下一周期；也可采用周期序贯复方制剂,如戊酸雌二醇片 / 戊酸雌二醇醋酸环丙孕酮片,每天 1 片,共 21

天,停药 7 天,第 8 天开始下一个周期。

2. 绝经后期 更年期女性经历最终月经后,就进入了绝经后期。此时卵巢功能进一步下降,雌激素逐渐维持在极低水平。多数女性更年期症状进一步加重,随着绝经时间的延长,低雌激素相关的慢性疾病,如萎缩性生殖泌尿道疾病、骨质疏松症等开始出现。此时激素治疗方案选择主要包括雌孕激素序贯方案和联合方案。对于有完整子宫、仍希望有月经样出血的女性,可选择雌孕激素序贯方案;对于绝经一年以上,有子宫但不希望有月经样出血的女性,可选择雌孕激素连续联合方案,也就是每天使用口服或经皮雌激素加用孕激素,具体用法:连续口服雌激素(0.5~2mg/d)或经皮使用雌激素(0.375~1.5mg/d),同时口服地屈孕酮(5~10mg/d)或微粉化孕酮(100~200mg/d);也可采用复方制剂如雌二醇/屈螺酮片(每片含 1mg 17β-雌二醇,2mg 屈螺酮),每天 1 片,连续给药;或替勃龙 1.25~2.5mg/d,连续应用。

3. 子宫已切除妇女 对于已切除子宫的妇女,可采用单雌激素补充方案。如口服戊酸雌二醇 0.5~2mg/d;经皮:半水合雌二醇贴,每 7 天 1/2~1 贴;或雌二醇凝胶,每天 0.5~1 计量尺,涂抹于手臂、大腿、臀部等皮肤(避开乳房和会阴)。

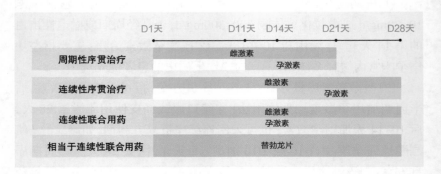

4. 有下泌尿生殖道萎缩和严重阴道萎缩症状的更年期女性 有下泌尿生殖道萎缩和严重阴道萎缩症状的更年期女性,可阴道局部用雌激素:雌三醇乳膏、普罗雌烯阴道胶囊或霜,结合雌激素

软膏,每天 1 次,连续使用 2 周,症状缓解后改为每周 2~3 次,或根据疗效逐渐递减每周使用次数。短期(3~6 个月)局部应用雌激素阴道制剂,无须加用孕激素,但缺乏超过 1 年以上使用的安全性数据,长期使用者应监测子宫内膜。

五、激素治疗时期

1. 最佳开始时间 很多女性认为绝经后才需要考虑激素治疗。其实不然,月经异常往往是更年期最早的表现。如果 45 岁左右的女性出现月经周期的变化或有潮热、多汗、失眠等症状,就可以去咨询妇科医生,并在医生指导下进行激素治疗。与大众认知的年龄越大越需要激素治疗完全相反的是,越早干预,获益越多,安全性越高。年龄 ≥60 岁或绝经 10 年以上的女性,如果既往没有规范使用激素补充疗法,一般不推荐使用。因为这个时候的心血管系统已经出现动脉粥样硬化或附壁血栓形成,使用雌激素可能会使斑块不稳定,容易脱落,反而增加血栓和脑卒中的风险。因此,激素治疗也要把握时机,不能等到症状严重才就医,不仅生活质量受到影响,治疗效果也不如预期。

2. 终止时间 对于激素治疗的终止时间并没有明确的规定。接受激素治疗的女性每年至少进行一次全面体检,并评估绝经症状和筛查新发疾病,需要根据评估结果决定是否继续使用激素治疗并进行个体化方案调整。如果有基础疾病或激素治疗慎用的情况,需要酌情增加检查的频率。只要评估结果显示激素补充疗法的获益大于风险,就可以继续服用。值得一提的是,治疗更年期综合征的激素用药常常需要持续数年,医生不推荐断续使用药物,停药前最好询问医生。

六、激素治疗的收益

1. 消除月经紊乱的困扰 更年期月经紊乱可以有多种表现,包括月经周期缩短,经量减少,阴道出血没有规律,经血持续淋漓不净,甚至出现大出血导致严重的贫血等。需要注意的是,很多更年期女性认为月经紊乱为此阶段的正常现象而疏于管理,其实更年期阶段的月经紊乱常常因为排卵异常引起,子宫内膜因为缺乏相应的孕激素保护而导致病变风险增加。所以,出现异常出血应及时到医院就诊,以免延误病情。

采用单孕激素周期治疗或雌孕激素周期序贯方案调整月经周期,既能避免因异常出血造成的并发症,也可以起到保护子宫内膜的作用。如果月经稀发或个人不希望来月经,也可以采用雌孕激素复合制剂进行雌孕激素连续序贯方案治疗。

2. 改善潮热、出汗、情绪异常和糟糕的睡眠 潮热出汗是更年期女性最常见的症状之一,发生率高达 70%~80%。发生的频次少则每日 1~2 次,严重者每日几十次,不仅严重影响睡眠,甚至影响正常的工作生活。

情绪异常也非常常见,更年期是女性的情感脆弱期。这时候焦虑和抑郁常交织出现,容易发脾气,变得难以相处。虽然大多数更年期妇女意识到这种改变,却无法控制糟糕的情绪。

失眠是更年期另一个常见症状。其他症状如潮热、肌肉关节酸痛和疲乏感等都可以加重失眠。失眠又会导致抑郁和焦虑的情绪显著增加。随着闭经时间延长,不同的症状常常相互影响,如抑郁往往伴有更严重的潮热和更糟糕的睡眠。情绪问题、失眠、阴道症状不像潮热可以自行缓解,它们需要治疗。

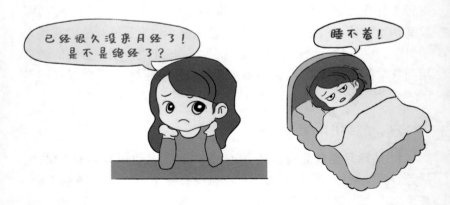

对于更年期女性,激素补充疗法无疑可以一揽子解决上述问题。当然,除了药物治疗外,女性可以通过参加社会活动、适当运动、冥想等改善更年期症状,不能使用激素或不愿选择激素的女性也可以使用选择性 5- 羟色胺再摄取抑制剂(SSRI)类药物或植物药或褪黑素受体激动剂等缓解症状。

3. 和谐夫妻性生活,改善泌尿生殖道症状　夫妻性生活不和谐并不是难以启齿的事,尝试去改善和解决它,增进夫妻感情,改善生活质量。更年期虽然卵巢功能开始衰退,生育力下降,但仍可发生意外妊娠,所以在绝经前仍要进行避孕(参见《妇幼健康知识科普丛书——安全避孕指导手册》相关内容)。绝经后由于雌激素水平低下导致阴道萎缩,出现阴道干涩、烧灼痛、瘙痒、阴道出血和 / 或下尿路症状,夫妻生活时往往出现性交痛,从而产生恐惧心理,导致性欲减退。激素治疗能够改善性交痛症状,使用低剂量的阴道雌激素是最有效的治疗方法,能缓解阴道萎缩,大多数(80%~90%)患者通过治疗后症状可得到明显改善。阴道雌激素制剂包括雌激素乳膏、片剂、胶囊和阴道环等。

妊娠和分娩对盆腔区域造成的创伤,更年期雌激素缺乏导致盆底肌内胶原蛋白的减少,以及盆底肌肉数量和力量会因衰老而减少和减弱,都会造成盆底肌肉群的支持结构松弛,功能出现异常,导致更年期尿失禁。最常见的症状是咳嗽、喷嚏、大笑或跳跃时有不自主漏尿的现象。激素补充治疗不能治愈尿失禁,但对由阴道黏膜萎缩引起的反复泌尿道感染及尿频、尿急症状的改善有一定辅助作用(参见本书第四章相关内容)。

4. 预防骨质疏松　参见本书第六章相关内容。

5. 对心血管系统的影响　窗口期使用可以获得预防冠心病的好处,绝经后激素治疗不用于心血管疾病的预防。无心血管病危险因素的女性,60 岁以前或绝经不到 10 年开始激素治疗,可能对其心血管有一定的保护作用;已有心血管损害,或 60 岁后再开始激素治疗,则增加冠心病的发病风险。

6. 其他　降低 2 型糖尿病风险,改善脂肪分布,减少老年痴呆,保护软骨和皮肤衰老,降低肠癌的发病率等。

七、其他治疗方案

对于不能耐受口服孕激素的更年期女性,可以考虑在子宫腔内放置左炔诺孕酮宫内节育器——左炔诺孕酮宫内缓释系统(levonorgestrel-releasing intrauterine systems,LNG-IUS)。LNG-IUS也非常适合需要避孕和 / 或月经过多的更年期女性。

对于有激素治疗禁忌或不接受治疗的更年期女性,可以针对症状进行相应的治疗。如血管舒缩症状,可使用甲磺酸帕罗西汀;阴道干燥,可选择奥斯美芬(选择性雌激素受体调节剂 SERM),60 mg每日口服;潮热,可选择 SSRI/ 选择性去甲肾上腺素再摄取抑制剂(SNRI)类药物,加巴喷丁、可乐定等。黑升麻等植物性药物可以改善睡眠。

传统的中医药治疗更年期症状历史悠久。中医认为更年期属于阴阳失调,肾阴肾阳不足,可以通过补肾柔肝、清泻心火,调整肾阴阳的方法治疗。同时针刺和耳穴贴压对神经内分泌有综合调节作用,可以使紊乱的自主神经功能恢复。

八、答疑解惑

更年期女性正确使用激素补充治疗,总体是安全的,以下几点为人们特别关注的问题。

1. 激素治疗会不会导致肿瘤

(1)子宫内膜癌:历史上曾经对有子宫的妇女长期单独补充雌激素,的确增加子宫内膜癌发病风险。但自 20 世纪 70 年代以来,对妇女补充雌激素的同时适当补充孕激素,就可以抑制子宫内膜增殖,使子宫内膜癌发生率降至与不用雌激素者相似水平。所以,有子宫的妇女应用雌激素治疗时必须联合应用孕激素。

(2)乳腺癌:绝经后的激素补充疗法与乳腺癌的关系目前仍存在争议。但医学界普遍认为,乳腺癌的相关因素很多,与绝经激素治疗相关的乳腺癌风险很低,小于每年 1/1 000,长期单独用雌激素并未发现增加乳腺癌风险,应用雌激素加孕激素5年内不增加乳腺癌风险。激素治疗与乳腺癌的关系主要取决于孕激素的药物类型、使用剂量及应用时间长短。与合成的孕激素相比,天然孕激素与雌激素联用,乳腺癌的风险更低。不良的生活方式诸如大量酒精摄入、缺乏体育锻炼、肥胖、晚育等对乳腺癌的影响远超过绝经激素补充疗法。激素治疗不增加有乳腺癌家族史女性的乳腺癌患病风险。乳腺癌是绝经后激素治疗的禁忌证,但乳腺增生的女性可以使用性激素治疗,如果是乳腺非典型增生,则需在激素治疗前咨询乳腺专科医生,进行全面体格检查非常必要。

(3)宫颈癌、卵巢癌:激素治疗不增加宫颈癌的风险,和卵巢癌的关系目前尚不明确。因此,应在治疗前接受医生详细的评估,才能够获得最好的治疗效果。

2. 有子宫肌瘤可以使用激素吗 子宫肌瘤直径<3cm可以使用激素治疗;如果肌瘤直径>5cm,治疗期间有肌瘤增大的风险;当肌瘤为直径3~5cm时,需要根据具体情况综合判断。另外,有子宫肌瘤的女性,口服雌激素或替勃龙安全性更高。子宫切除或肌瘤剔除后可以进行激素治疗。子宫内膜异位症患者自然绝经后也可以使用激素治疗,建议使用联合连续序贯治疗方案或替勃龙治疗,雌激素应使用最低有效剂量。

3. 是否会促进血栓形成 口服性激素轻度增加血栓风险。静脉血栓栓塞事件往往发生在激素治疗的前2年,血栓的风险会随着时间推移而降低。经皮雌激素因没有肝脏首过效应,不增加血栓的风险。对于体重指数>30kg/m^2、吸烟和易栓症家族史等血栓高风险的女性,建议使用经皮雌激素。绝经过渡期的女性服用口服避孕药可能引起脑卒中风险,但激素治疗方案中的雌孕激素剂量都很低,发生缺血性脑卒中绝对风险非常小。血栓是激素治疗的禁忌证。

4. 使用激素会变胖吗 绝经激素补充疗法并不增加体重。相反,雌激素对血脂代谢和脂肪分布都有一定的有利影响。绝经后女性糖脂代谢发生改变,导致很多人变胖。雌激素缺乏会造成肌肉数量减少和体脂重新分布,脂肪主要分布在背、腰、腹、臀等躯干部位,也就是"梨形"体型。服用雌激素可以减少绝经后腹部脂肪的堆积和总脂肪量,再配合运动、饮食等反而能改善体型。还有一点,很多人会把绝经激素补充疗法中的性激素和平日大家常提到的糖皮质激素相混淆,糖皮质激素长期使用的确会使体重增加,而绝经激素补充疗法中使用的激素并非糖皮质激素,不会增加体重。

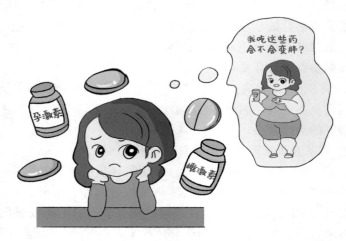

鉴于对上述问题的考虑,建议激素补充治疗遵循以下原则:

- 明确治疗的利与弊;
- 围绝经期或绝经早期开始用(<60 岁或绝经 10 年之内),收益更大,风险更小;
- 应用最低有效剂量;
- 治疗方案个体化;
- 局部问题局部治疗;
- 坚持定期随访和安全性监测(尤其是乳腺和子宫);
- 是否继续用药,应根据每位妇女的特点,每年进行利弊评估。

(李旻 惠英 张巧)

第四章　重塑绝经后自信

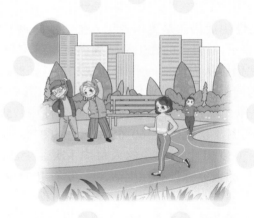

第一节　性与绝经

编者多年前做过一项研究，关于绝经后老年妇女阴道或子宫脱垂手术前后的分析，在研究中设计了性生活调查问卷，尚未开始，就觉得这一调查进展不会太顺利，因为感觉老年女性多数已没有性生活。但结果颠覆了我们对中国老年妇女性生活的印象，这些老年女性对性生活并不排斥，而且相当多一部分老年女性仍然拥有性生活。

一、老年人的性生活

调查发现，性生活仍然是美国老年人生活中的重要内容。一半以上的老年人表示，对自己的性生活感到满意。75 岁以上的老年人中，64% 的男性仍然认为伴侣的身体"有吸引力"，58% 的男性还有性伴侣；57% 的同龄女性仍对伴侣身体充满好感，其中 21% 的人仍有性生活。白种人调查资料表明，60~70 岁男性中，75% 以上的人性生活频次为每月 1 次或以上，60~65 岁男性中 37% 的人每周 1 次性生活，而 66~70 岁男性中 28% 的人每周 1 次性生活；妇女组中，61~65 岁组 61% 的人声称没有性生活，66~70 岁组 73% 的人没有性生活。

在我国，60~70 岁老年人的性生活频率以每月 1~2 次为宜。由于个人身体素质、性欲强弱、夫妻恩爱程度以及共同生活习惯等因素的不同，性生活频率没有一定之规，完全因人而异。一般来说，性生活的频率是否适合，可有如下三条判断标准：性欲是自然而激起的，双方都有强烈的要求性交的愿望；性交过程中身心愉快，没有不适感；性交后的第二天心情舒畅、精力充沛。若性交后感到十分疲劳、头晕目眩、精神不集中、心悸、腰酸等,则提示性生活过度的可能,应减少性交次数,注意休息。世界各地老年人的性活动差异很大。我国是多民族的国家,但受传统文化的影响,性文化基本上比较封闭。老年人应排除一些错误观点,顺其自然,不要机械行事,要根据自己的实际情况决定自己的性生活频率。

二、性生活与健康益处

老年人正常的性生活,不仅可减少身心疾病发生的可能,而且对预防癌症及多种妇科病也有好处。医学专家研究发现,性爱能促使机体内 β 内啡肽的分泌量增强,巨噬细胞和抗干扰素的活力增强,能避免和防止某些癌症的发生。老年夫妇正常而满意的性生活,可以减少男性前列腺癌、女性乳腺癌的患病率。一些性医学专家认为,这是因为同房后可使男性前列腺保持经常性畅通,血液循环得到改善,避免和减少前列腺的炎症、肥大及恶性肿瘤的发生。和谐的性生活及性高潮中的快感,也有助于妇女体内各种激素间的调节、心理上的平衡及精神上的松弛,因而可降低乳腺癌的发病率。另外,男性精液中有一种与青霉素相媲美的重要抗菌蛋白质——精液胞浆素,这种物质能消灭葡萄球菌、链球菌等致病菌。老年妇女因雌激素水平下降,易诱发多种妇科病,适时合理的性生活,精液能有规律地滋润阴道,起到有益的杀菌作用,从而防止和减少许多妇科病的发生。性生活还是一项轻松的体力活动,据专家测定,夫妻间性生活的耗氧量相当于爬四层楼梯、一次轻松的散步。除促使老年人血液循环加快、肺活量增强外,还增加了骨盆、四肢、关节、肌肉、脊柱等全身运动,对健康也有益。可见,适当的性生活会使老年女性身体更健康,生活幸福度更高。

三、影响绝经后女性性生活的因素

中老年女性由于生理功能发生了明显变化,性能力也随之受到某种程度的影响,许多老年人因此对性生活产生了迷惑和犹豫。调查发现,老年女性由于阴道干燥,性交疼痛是影响性生活的主要原因之一。

绝经期泌尿生殖综合征(genitourinary syndrome of the menopause，GSM)可以描述影响绝经后女性性生活的主要症状，不仅包括外生殖器症状(干涩、烧灼感、刺痛)和性症状(缺乏润滑、不适或疼痛，以及功能受损)，还包括泌尿系统症状(尿急、排尿困难及反复尿路感染)。GSM 的诊断及严重程度常用阴道健康指数表和更全面的综合评估表来评判，后者包括三大项目：弹性、润滑度和组织完整性，组织完整性包括外阴、阴道、尿道解剖结构、阴道 pH 和阴道成熟度。北美绝经协会 2020 年报告指出，GSM 影响 27%~84% 的绝经后妇女，可显著损害健康、性功能和生活质量。

影响老年女性性生活的因素还有阴道脱垂或尿失禁。随着人口老龄化进展，盆腔器官脱垂的发病率逐年升高。体重指数($>30kg/m^2$)、阴道分娩(新生儿体重$>4kg$)、盆腔脏器脱垂家族史、便秘、慢性咳嗽、自身胶原蛋白发育异常等疾病可能是发病的相关因素。

四、维护和谐的夫妻生活

和谐的夫妻生活有利于身心健康，家庭和睦。热爱生活，与时俱进，学习如何增进夫妻感情，保持健康和活力，才能"性"致勃勃。

- 学会倾听，用心交流，或一起旅行探寻新鲜事物，不断加深感情。
- 注重自己的内在形象和外在表现，保持个人的魅力和活力。
- 芳香的气味令人愉悦，优美的音乐可以培养情绪。听听音乐、看看电影，鲜花、卡片、特殊的夜晚等，共同的兴趣爱好都有助于保持浪漫的生活。
- 彼此换位思考，既沉醉于自己的感觉又顾及对方的感受，可以增进激情。
- 尝试主动表达而不是被动接受爱抚，营造舒适轻松的环境，挂断电话，确保不被打扰。

夫妻生活不舒适并不是难以启齿的事，尝试去改善症状，解决好影响性生活的问题，有利于老年人高质量的"性福"生活。

五、增进夫妻性生活舒适度的对策

1. **改善生殖道局部的环境**　生育年龄妇女由于体内雌激素水平高,阴道黏膜厚度正常,阴道分泌功能好,性生活时前庭大腺分泌黏液起到润滑作用。当女性绝经后,卵巢功能衰退,激素水平较低,导致阴道分泌物减少、阴道干涩、性交疼痛等症状,这是很多绝经后女性的难言之隐,并对夫妻生活产生恐惧心理。卵巢激素的缺乏是"罪魁祸首",适当补充激素可以改善这些症状。

(1)如何补充激素:妇女如果绝经后不久,还有出汗、潮热等其他更年期症状,则适合用全身激素补充,当然必须让医生判断没有使用禁忌才可以常规应用。使用前应进行全身评估检查,主要包括乳腺、子宫内膜、肝肾功能、血脂等。其实针对 GSM,主要局部外用雌激素就够了,安全有效,但乳腺癌患者慎用,不能用雌激素外用栓剂或乳膏,可以借助润滑剂或中成药来改善泌尿生殖道症状,缓解阴道干涩疼痛。

(2)改善性交痛:使用低剂量的阴道雌激素是最有效的治疗方法,可缓解阴道萎缩,大多数(80%~90%)GSM 患者通过治疗后症状明显改善。阴道雌激素制剂包括雌激素乳膏、片剂、胶囊和阴道环。片剂、胶囊和乳膏的用法为每日置入阴道或阴道内涂抹,症状改善后可适当延长使用间隔;阴道环是雌二醇浸渍的硅橡胶环,可在阴道内局部释放雌激素,持续时间为 90 天,之后再更换新的阴道环。除了阴道雌激素制剂外,还可以使用阴道保湿剂和润滑剂,或服用普拉睾酮(dehydroepiandrosterone,DHEA)、奥培米芬这些非激素药物。值得注意的是,奥培米芬增加潮热、潜在的血栓栓塞风险,不建议乳腺癌患者使用。

(3)改善局部炎症:轻度炎症可使用保湿剂和润滑剂,中重度炎症可阴道用抗生素或中成药改善局部炎症,恢复阴道酸度,并且需要局部使用雌激素治疗。

阴道局部应用雌激素,每日 1 次,连续使用 2 周,症状缓解后改为每周用药 2~3 次。应用不经阴道黏膜吸收的雌激素,如普罗雌烯阴道片和乳膏。因为低剂量雌激素或不经黏膜吸收的雌激素入血浓度很低,对子宫内膜刺激作用理论上几乎没有,所以无需加用孕激素来对抗雌激素对子宫内膜的生长作用。现有证据表明,短期(3 个月内)局部应用低剂量可经阴道黏膜吸收的雌激素——结合雌激素软膏(活性成分:0.625mg/g)和雌三醇乳膏(活性成分:1mg/g)治疗泌尿生殖道萎缩时,通常不需要加用孕激素。但尚无资料提示上述各种药物长期(大于 1 年)局部应用的全身安全性问题。若乳腺癌患者出现严重的外阴阴道萎缩,可尝试 CO_2 激光分级消融治疗,每月 1 次,共 3 个月,治疗后半年内症状改善明显,副作用少。

2. 缓解泌尿系症状 女性自身解剖结构,尿道口与阴道口距离近,是导致泌尿系统细菌感染的因素。由于尿道口距离阴道口比较近,阴道的细菌容易进入尿道,导致尿道细菌感染,引发尿道炎。如果老年女性出现尿频、尿急、尿痛,需要及时就医,化验尿常规。如果反复发生泌尿系统感染,除了应用抗生素外,建议绝经后女性外用雌激素软膏,增加阴道黏膜抵抗力,从而起到预防阴道炎、尿道炎复发的作用。另外,适度的性生活可减少阴道萎缩的发生,进一步增加性生活的良性循环。

老年女性如果出现咳嗽后漏尿的情况,应考虑存在压力性尿失禁。这是喷嚏或咳嗽等腹压增高时出现不自主的尿液自尿道外口渗漏。症状表现为咳嗽、喷嚏、大笑等腹压增加时不自主溢尿。体征是腹压增加时,能观测到尿液不自主地从尿道流出,甚至有些老年女性自觉阴道口有肿物脱出,建议及时到医院就诊。

妇科检查主要需要排查是否存在盆腔器官脱垂;尿动力学检查有无张力性尿失禁,可表现为充盈性膀胱测压时,在腹压增加而无逼尿肌收缩的情况下出现不随意漏尿。医生会检查盆腔器官脱垂的程度,Ⅰ～Ⅱ度的子宫脱垂可使用子宫托,以及盆底功能锻炼等综合治疗。严重的子宫脱垂(Ⅲ～Ⅳ度)需手术治疗。此外,平时要注意:①勿过度劳累,尤其注意勿搬重物等;②保持大便通畅;③多吃蛋白质类食品及有益气作用的食品;④经常做提肛练习等活动。

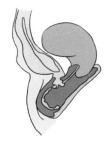

0度：无脱垂

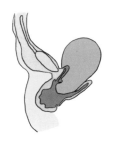

I度：脱垂器官最远端位于处女膜缘1cm以上

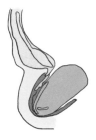

II度：脱垂器官最远端位于处女膜缘之上或之下1cm以上

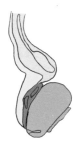

III度：脱垂器官最远端位于处女膜缘1cm以下，但在阴道总长度2cm以内

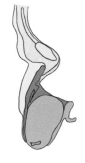

IV度：下生殖道完全脱出

六、如何评价性生活功能

常用的评价量表包括以下几个方面：性欲、性交高潮、性交时是否感到疼痛等。老年人因为常伴随阴道脱垂或咳嗽 / 喷嚏后尿失禁，可以参考盆腔器官脱垂 / 尿失禁性功能问卷（PISQ-12）的量表（表4）。如果对自己的状况不太满意，可以寻求专科医生帮助，改善症状，提高生活质量。

表 4　盆腔器官脱垂 / 尿失禁性功能问卷（PISQ-12）

说明：下面是一些涉及你和你的伴侣性生活的问题，请参照最近六个月的性生活情况，找出对你来说每个问题的最佳选项。你的回答只用来让医生了解患者性生活的一些关键问题。

1. 你多久有一次性欲望？这种欲望可以指想做爱、计划做爱、因缺乏性生活而感到沮丧等。
    □ 一直　　　□ 经常　　　□ 有时　　□ 很少　　□ 从没有过

2. 你与伴侣性交时是否有高潮？
    □ 一直　　　□ 经常　　　□ 有时　　□ 很少　　□ 从没有过

3. 你与伴侣进行性生活时是否感到兴奋？
    □ 一直　　　□ 经常　　　□ 有时　　□ 很少　　□ 从没有过

4. 你对目前的性生活丰富程度感到满意吗？
    □ 一直　　　□ 经常　　　□ 有时　　□ 很少　　□ 从没有过

5. 你性交时是否感到疼痛？
    □ 一直　　　□ 经常　　　□ 有时　　□ 很少　　□ 从没有过

6. 你性交时是否会尿失禁？
    □ 一直　　　□ 经常　　　□ 有时　　□ 很少　　□ 从没有过

7. 你是否害怕（大便或者小便）失禁会妨碍性生活？
    □ 一直　　　□ 经常　　　□ 有时　　□ 很少　　□ 从没有过

8. 你是否会因为阴道膨出（无论是膀胱、直肠还是阴道的膨出）而避免性交？
    □ 一直　　　□ 经常　　　□ 有时　　□ 很少　　□ 从没有过

9. 当你和伴侣性交时，有没有如害怕、厌恶、害羞或者内疚这样负面的情绪？
    □ 一直　　　□ 经常　　　□ 有时　　□ 很少　　□ 从没有过

10. 你的伴侣是否有影响你们性生活的勃起障碍？
    □ 一直　　　□ 经常　　　□ 有时　　□ 很少　　□ 从没有过

11. 你的伴侣是否有影响你们性生活的早泄问题？
    □ 一直　　　□ 经常　　　□ 有时　　□ 很少　　□ 从没有过

12. 与你以前曾有过的高潮相比，过去六个月你的性高潮程度如何？
    □ 远不如前　□ 不如以前　□ 一样　　□ 更强烈　　□ 强烈得多

（邓文慧　周　丹）

第二节　盆底功能障碍性疾病

一、什么是盆底功能障碍性疾病

女性盆腔器官是由盆底肌肉、韧带和筋膜组织构成的盆底支持结构支撑的。肛提肌复合体是支撑盆腔器官的主要结构,为盆腔器官提供了牢固且具有弹性的支撑。韧带和筋膜组织将盆腔器官固定在正确位置,以使盆底肌肉为盆腔器官提供最佳的支撑。

女性盆底功能障碍性疾病(pelvic floor disorders,PFDs)是由于盆底肌肉和支持结构受损而出现的一系列临床表现,包括盆腔器官脱垂、排尿排便障碍(尿失禁、尿潴留、粪失禁、便秘等)、盆腔疼痛、性生活障碍等。这些临床症状不仅危害老年女性的身体健康,而且影响她们的心理健康和社交活动,严重降低老年人的生活质量。

二、疾病发生的危险因素

盆底功能障碍性疾病发生的危险因素包括产次、衰老和肥胖等。

1. **产次**　盆底功能障碍性疾病的发生率随着产次的增加而升高,虽然妊娠和分娩对盆底造成损害的机制并未完全明确,但有研究提出,妊娠和分娩会造成神经、肌肉和结缔组织被压迫、拉伸或撕裂,加重对盆底的损害。除了对盆底肌肉和韧带的损伤外,分娩后筋膜及结缔组织的重塑也可能是盆底功能障碍性疾病的发生原因之一。

2. **年龄**　随着女性年龄增长、雌激素水平的下降,会引起肌肉数量的减少和张力的减退,从而引起盆底结构的变化,导致尿失禁或脱垂等盆底功能障碍性疾病。

3. **肥胖**　肥胖是盆底功能障碍性疾病的危险因素之一。肥胖女性尿失禁的发病率是非肥胖女性的3倍,减重可以改善尿失禁的症状。

　　4. 其他因素　腹内压的增加,例如长期便秘也会增加盆底功能障碍性疾病的发生。部分患者存在家族遗传现象,有家族史的女性发病风险大于其他女性。

三、临床常见症状

　　了解盆底功能障碍性疾病的相关症状,有助于及早发现和就诊。

　　1. 泌尿系统症状　泌尿系统症状主要包括尿失禁、尿不净、尿频、尿急以及排尿困难等。尿失禁依据临床表现不同分为压力性尿失禁、急迫性尿失禁和混合性尿失禁。压力性尿失禁也称张力性尿失禁,指在增加腹压状态下(例如打喷嚏、咳嗽、大笑、跳绳或提重物时)出现的不自主漏尿,是最常见的尿失禁类型。急迫性尿失禁指当有强烈的尿意时不能由意志控制的漏尿。老年人出现尿失禁的症状,可以参考尿失禁生活质量问卷(ICIQ-SF、IIQ-7)量表自我评价。如果尿失禁症状影响了自己的生活,一定要尽早就诊,寻求专科医生帮助,改善症状,提高生活质量。

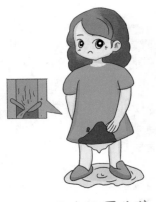
压力性尿失禁

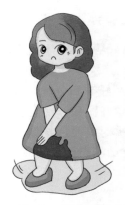
急迫性尿失禁

　　2. 盆腔器官脱垂　患者往往因为摸到阴道中有异常东西,或有东西脱出于阴道口外来医院就诊,其实就是盆腔器官脱垂。

　　女性盆腔内的器官(包括膀胱、子宫和直肠)都可能脱出到阴道内。根据向阴道内脱垂的器官不同,盆腔器官脱垂类型分为:阴道前壁脱垂(膀胱膨出)、子宫脱垂和阴道后壁脱垂(直肠膨出)。临床上判断脱垂分度以屏气下阴道膨出的最大限度来判断,传统分度是3度:Ⅰ度,阴道脱垂组织位于阴道内;Ⅱ度,脱垂组织部分脱出阴道;Ⅲ度,脱垂组织全部脱出阴道口外。目前国内外多采用盆腔器官脱垂定量分度法(pelvic organ prolapse quantitation,POP-Q)。POP-Q 分为 0~ Ⅳ 共 5 度。50% 的中老年女性常规查体时会发现不同程度的脱垂,老年人可以参考脱垂生活质量问卷(PFIQ-7)量表自我评价,也可以定期随诊,及时保守干预,改善症状。

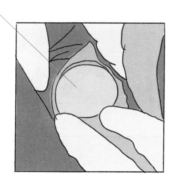
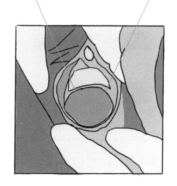

阴道前壁

阴道后壁缺损　　　直肠膨出

阴道前壁膨出 (脱垂)　　　阴道后壁膨出 (脱垂)

　　3. **排便相关症状**　部分患者可能会出现便秘、排便不尽、便急、大便失禁以及肠梗阻等症状。

　　4. **对性生活的影响**　一些女性因为尿失禁或盆底器官脱垂,担心在性生活中出现漏尿或其他情况带来不适或窘迫,对性生活满意度下降,也可能出现性欲减退或性交痛。

四、摆脱尴尬的尿失禁

流行病学调查显示,全国成年女性尿失禁的总患病率是 30.9%,主要发病人群为 35 岁以上女性,妊娠和分娩对盆底造成的创伤是导致尿失禁的最主要原因。最常见的症状是咳嗽、喷嚏、大笑或跳跃时有不自主漏尿的现象。更年期尿失禁症状进一步加重,主要原因是盆底肌肉数量和力量减少和减弱,盆底肌肉群的支持结构松弛,功能出现异常。更年期雌激素的缺乏也可能导致盆底肌肉内胶原蛋白的减少,从而造成一定程度的盆底肌力减弱。性激素缺乏并不是尿失禁的主要病因,因此,激素补充治疗不能治愈尿失禁,但对症状的改善有一定的辅助作用。

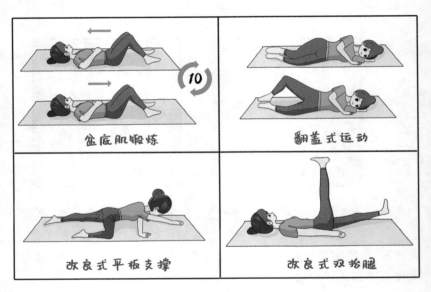

盆底肌和核心肌群训练

尿失禁症状较轻的更年期女性,可以通过指导盆底肌锻炼缓解甚至治愈漏尿。盆底肌锻炼,又称为 Kegel 运动,是尿失禁预防和治疗首选的非手术治疗方法。这种方法是有意识地对肛提肌为主的盆底肌肉进行自主性收缩训练。具体方法是做收缩肛门、阴道的动作，每次收紧 3~5 秒，然后放松相同的时间，连续做 15~30 分钟，每天进行 1~2 轮，或每天做 150~200 次，6~8 周为一个疗程。盆底肌训练前要排空膀胱，训练时尽量避免其他肌肉（大腿、背部和腹部）的同时收缩。一般盆底肌训练 4~6 周后尿失禁症状开始改善，持续规律训练 12 周以上尿失禁症状会明显缓解。此外，肌电刺激、生物反馈和盆底康复器能增强盆底肌训练的效果。

五、盆底器官脱垂的治疗

1. 期待治疗 期待治疗主要适用于虽然有症状但自身可以耐受相关症状，以及自身不想治疗，病情稳定但也需定期随访的患者。一旦病情有进展不建议继续期待治疗。

2. 保守治疗 保守治疗是患盆底功能障碍性疾病女性的首选。包括以下几种方式：

（1）阴道子宫托：子宫托多由硅胶制备，有各种形状和大小。放置阴道子宫托可以通过改善尿道的支撑、缓解逼尿肌的不稳定性而改善尿路相关症状，同时为脱垂的器官提供支撑，改善器官脱垂。使用子宫托时可能会发生阴道溃疡、糜烂或阴道分泌物增多甚至阴道炎，所以子宫托需定期取出和清洁，并找医生定期随诊。

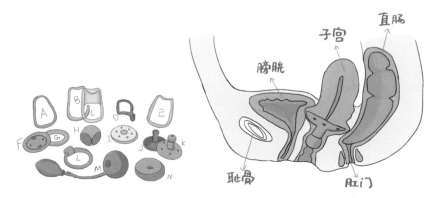

（2）盆底肌锻炼：盆底肌锻炼可以改善盆底功能障碍性疾病的相

关症状,而且没有额外的副作用。但盆底肌锻炼需要长期进行,同时需要定期随诊,根据当下的盆底状态制定下一阶段的训练计划。

(3)雌激素疗法:推荐激素的局部用药,但不推荐全身激素替代疗法。

3. 手术治疗 保守治疗无效或拒绝保守治疗但有症状的脱垂患者适合手术。治疗脱垂的手术路径包括经阴道、经腹部和腹腔镜方法。手术预后取决于病情的复杂程度、术者的经验和患者的期望。部分患者可能在术后出现复发。

总之,盆底功能障碍性疾病并不可怕,只要能正确认识并及时寻求专科医生的帮助,就可以通过正确的锻炼和合理的治疗获得良好的效果。

(李 旻)

第五章　发自内心的呼唤

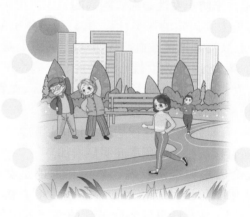

第一节 呵护跳动的心脏

一、女性罹患心血管疾病的特点

女性心血管疾病的危险因素大体与男性类似，但有自己的特点。

1. **年龄 / 雌激素缺乏** 绝经前女性不易罹患心血管疾病，其发病率比男性低很多，目前认为这得益于雌激素的心血管保护作用。雌激素能通过减少儿茶酚胺的分泌来影响交感神经系统的兴奋性，从而降低血压；并对血管紧张素转化酶有抑制作用，能通过降低血管紧张性和血管阻力来防止女性心血管疾病的发生。更年期后女性雌激素水平降低，失去了天然的保护优势，并且随着年龄的增长、动脉硬化的进程加剧、胰岛素抵抗及血脂代谢紊乱等原因，导致心血管发病率急剧增长。绝经 10 年内女性心血管疾病发病率迅速追平同龄男性，并且老年女性患者的心血管疾病死亡率更高、血管病变更重，进行介入或外科手术治疗时，更易出现并发症。

2. **糖尿病** 有研究认为，糖尿病对女性的影响大于男性。女性糖尿病患者心血管疾病相关病死率亦明显增加。

3. **心理社会因素和经济状况** 焦虑和抑郁是女性常见的精神疾患，其患病率是男性的两倍。抑郁症是发生心血管事件和死亡的重要危险因素，是女性早发心肌梗死的强预测因子，与中青年女性发生心肌梗死和心源性死亡密切相关。女性冠心病患者合并抑郁症时，更容易发生心绞痛，远期病死率增加。此外，女性可因焦虑、抑郁或情绪应激引起胸痛、胸闷等症状，加之易出现心电图非特异性 ST-T 改变，同样容易被误诊为冠心病，导致过度检查和治疗。

4. 吸烟 / 被动吸烟 吸烟及被动吸烟是女性心血管疾病的重要危险因素。尽管我国女性的吸烟率远低于男性,但 45.7% 女性存在被动吸烟。因丈夫吸烟导致二手烟吸入的女性,发生脑卒中的风险随丈夫吸烟量及吸烟年限的增加而升高,需引起高度重视。

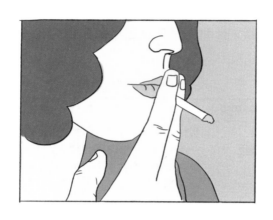

5. 高脂血症 20~50 岁人群中,女性的血脂状况优于男性。但女性绝经后血脂水平则迅速升高,而同龄男性血脂水平较稳定。<65 岁女性 LDL-C 升高与冠心病有关,≥65 岁女性 HDL-C 降低是心血管疾病的危险因素。另有研究发现,高甘油三酯是心血管疾病的独立危险因素,在女性中更为明显。在校正 HDL-C 后,女性高甘油三酯患者的心血管疾病事件发生增加 37%。

传统危险因素中,高血压、早发心血管疾病家族史对心血管疾病的影响,不存在明显的性别差异;而肥胖、高同型半胱氨酸血症等,则对男性的影响更为明显。

二、评估心血管疾病风险

1.《中国女性心血管疾病预防专家共识》推荐,根据相关流程进行心血管风险评估,并建议根据女性心血管疾病危险因素及危险分层制定个体干预措施。

2. 高风险 存在 ≥ 1 个高危因素为高风险。临床诊断冠心病、脑血管疾病、糖尿病、主动脉瘤、外周动脉疾病、慢性肾脏病(3B 期及以上)或 10 年心血管疾病预测发病风险 ≥ 10%。

3. 存在危险 即存在 ≥ 1 个主要危险因素。心血管疾病危险因素指发生动脉粥样硬化疾病的主要危险因素,容易发生心血管疾病的危险因素有 8 种,抑制心血管疾病发生的因素有 1 种。总的危险因素判定包括正性和负性两方面因素,依据两者代数之和得出判定结果(表 5)。

表 5 心血管疾病危险因素

	危险因素	评价标准
正性因素	年龄	男性 ≥ 45 岁,女性 ≥ 55 岁
	家族史	一级亲属(父母、兄弟姐妹及子女)中,男性亲属在 55 岁之前、女性亲属在 65 岁之前发生心血管事件或心源性猝死
	吸烟	现行吸烟、戒烟不足 6 个月或吸二手烟
	高血压	SBP ≥ 140mmHg 和 / 或 DBP ≥ 90mmHg,至少在两个不同时间测量后确定,或正在服用降压药
	糖尿病	空腹血糖 ≥ 7.0mmol/L,或口服葡萄糖耐量试验(OGTT)2 小时血糖 ≥ 11.1mmol/L,或 HbA_{1C} ≥ 6.5%
	脂代谢紊乱	LDL-C > 3.37mmol/L 或 HDL-C < 1.04mmol/L、TC > 5.18mmol/L,或正在服用降血脂药物
	肥胖	BMI ≥ 28kg/m^2,或腰围:女性 ≥ 80cm,男性 ≥ 85cm
	静坐少动	至少 3 个月,每周参加中等强度体力活动(40%~60%VO$_2$R)时间少于 3 天,每天少于 30 分钟(或累计少于 30 分钟)
负性因素	高 HDL-C	HDL-C ≥ 1.55mmol/L

注:HbA_{1C}:糖化血红蛋白;BMI:体重指数;SBP:收缩压,DBP:舒张压;LDL-C:低密度脂蛋白胆固醇,HDL-C:高密度脂蛋白胆固醇,TC:总胆固醇,TG:甘油三酯;VO$_2$R:储备摄氧量。

4. 理想健康状态(符合以下全部条件) 未经药物治疗血压 ≤ 120/80mmHg,总胆固醇 < 5.2mmol/L(200mg/dl)、空腹血糖 < 5.6mmol/L,体

重指数 18.5~24.0kg/m^2，不吸烟，每周至少坚持 150 分钟中等强度体力活动(如步行、慢跑、骑车、游泳、跳健美操、跳舞等)，保持良好饮食习惯(食物多样，谷类为主；多吃蔬果、奶类、大豆；适量吃鱼、禽、蛋及瘦肉；少盐少油，控糖限酒)。

三、常用的心血管检查方法

心脏就像是一栋四居室的房子，水电设施齐全。冠状动脉是为心脏供血的水路，心脏传导系统是电路。各种心血管检查在维护心脏的安全方面各负其责。

1. **电脑多导联心电图** 是最常用的无创心血管检查方式，可记录短时间内(十余秒)心脏节律，常用于冠心病、心肌梗死、心律失常的诊断。

2. **动态心电图** 连续记录 24 小时心脏节律，由于时程较长，可检测到不易从常规心电图检出的心律失常，常用于晕厥、心悸的诊断，也用于缺血性心脏病、肥厚型心肌病、遗传性心律失常性疾病的预后评估和危险分层。随着信息化技术进步，除 24 小时心电图外，目前还出现了长程体外心电监测及植入式心电记录装置，提高了心律失常的发现率。

3. **心电图运动试验** 基本原理是运动时心肌耗氧量增加，正常冠状动脉能够输送足够的血液供心脏所用，狭窄或病变的冠状动脉不能输送足够血液，继而出现心肌缺血，心电图呈现供血不足的改变。心电图运动试验一般用于诊断冠心病，评价冠心病患者药物和非药物的治疗效果。

4. **动态血压监测** 可以评估一个人日常生活状态下的血压，包括清晨、睡眠过程中的血压，排除白大衣效应，发现隐蔽性高血压，更准确地预测心脑血管事件和相关死亡。

5. **超声心动图** 超声心动图是应用超声技术检查心脏和大血管解剖结构及功能的一种辅助检查技术，可以"直观"看到各心腔及各瓣膜的形态、功能。常用于先天性心脏病、心脏瓣膜病、心肌病、冠心病等心血管疾病的诊断和治疗随访。

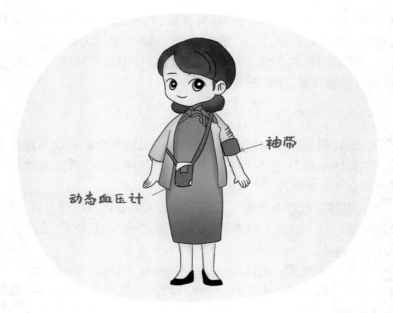

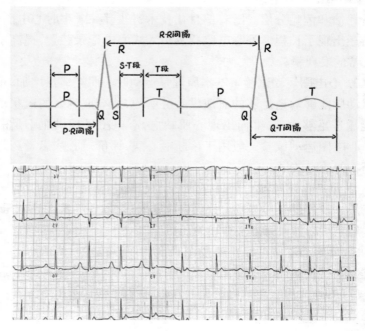

6. **心肌灌注显像**　基本原理是显像剂可被有功能的心肌细胞摄取,而不被缺血、病损心肌摄取,从而使正常心肌显影,病损区不显影,可进行静态显像,也可进行运动及药物负荷显像,常用于冠心病的诊断。

7. **心脏冠状动脉多排 CT**　通过静脉注射显影剂,利用多排螺旋 CT 对冠状动脉进行扫描并重建,从而了解冠状动脉病变情况的无创性检查。主要用于冠心病的诊断、冠状动脉介入治疗和冠状动脉旁路移植术的疗效评价。由于显影剂含碘,且对肾功能有影响,因此既往有碘对比剂过敏史、严重肾功能不全的患者不宜进行此项检查。

8. **冠状动脉造影**　冠状动脉造影是常用的有创心血管检查方法。冠状动脉造影较冠状动脉 CT 更直观,不仅可以帮助医生看到患者冠状动脉主干及其分支血管的全貌,了解冠状动脉有无狭窄或阻塞,还可同时对病变进行球囊扩张或支架植入治疗。显影剂同样含碘且对肾功能有影响,因此碘过敏患者及肾功能不全的患者进行此项检查须谨慎。

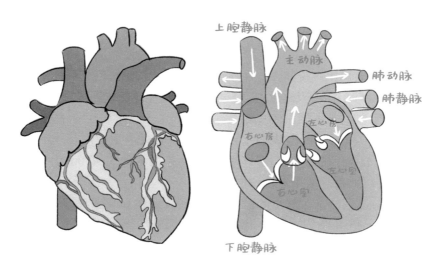

四、心功能不全的评估

1. **心功能分级**　心功能不全又称心力衰竭(简称心衰),是多种原因导致心脏结构和/或功能的异常改变,使心室收缩和/或舒张功能发生障碍,从而引起一组复杂临床综合征。心脏本身的疾病可以引起心衰,感染、严重贫血、甲状腺功能异常等非心脏疾病也可以导致心衰。

根据心衰症状的严重程度,纽约心脏病协会将心功能分为4个等级。

- Ⅰ级:一般体力活动不受限,能胜任日常劳动,不出现疲劳、乏力、心悸、呼吸困难等症状。
- Ⅱ级:一般体力活动轻度受限,即休息时无症状,但中等体力活动如常速步行500~1 000m或爬3~4层楼梯时出现疲乏、心悸、呼吸困难,休息后症状消失。
- Ⅲ级:一般体力活动明显受限,轻微体力活动如日常家务劳动、爬2层楼梯即出现心悸、呼吸困难等症状,休息后症状好转。
- Ⅳ级:一般体力活动完全受限,不能胜任任何体力活动,休息时仍有乏力、心悸、呼吸困难。随级别增加,患者症状逐渐加重。

2. 慢性心力衰竭评估　心力衰竭的主要表现为劳力性呼吸困难、疲乏和液体潴留(短期内体重增加、下肢等低垂部位水肿)。随病情加重,患者可出现夜间阵发性呼吸困难、全身水肿、端坐呼吸。当出现心衰症状时,需要及时就医,经过常规心血管检查往往可以做出病因学诊断,如高血压、冠心病、瓣膜病等,以及心衰严重程度的评估。

通过6分钟步行距离测定也可以判断心衰严重程度(6分钟步行距离<150m为重度心衰,150~450m为中度心衰,>450m为轻度心衰),并可对治疗效果进行评估。

体内过多的水会加重心脏负担,大多数慢性心衰患者需要限制饮水量,包括水果、牛奶、粥、汤等,不能"豪饮",做到不渴即可。所有患者应坚持长期用药,定期复查,配合医生调整治疗,才能获得最好的临床效果。

五、冠心病的防治措施

冠心病,全称为冠状动脉粥样硬化性心脏病,是指冠状动脉及其主要分支发生动脉粥样硬化,导致其血管狭窄或阻塞,继而引起心肌氧供需不平衡而产生心肌缺血、缺氧或坏死。管理危险因素是重要的冠心病预防措施。

冠状动脉粥样硬化性心脏病（冠心病）

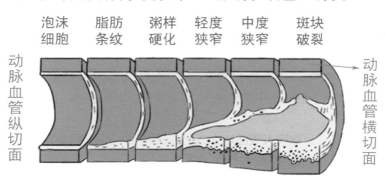

1. **控制血糖** 糖尿病可使女性发生心血管事件的发生风险增加 3~7 倍,而在男性为 2~3 倍,因此控制血糖对女性预防冠心病至关重要。学习自我血糖监测,推荐 2 型糖尿病患者糖化血红蛋白控制目标为<7%,空腹血糖控制目标为 4.4~7.0mmol/L,非空腹血糖控制目标为<10mmol/L。血糖控制应个体化,对于年龄较大、有严重低血糖病史的患者治疗目标应适当放宽。

2. **平稳降压** 高血压使女性冠心病事件发生率增加 2~3 倍,不同性别人群降压治疗没有差别,同样可以改善预后。诊断高血压后应在调整生活方式的同时开始降压治疗,降压过程宜平稳。

3. **调脂治疗** 总胆固醇和低密度脂蛋白胆固醇(LDL-C)水平与男性、女性冠心病都密切相关,应根据动脉粥样硬化性心血管疾病发病危险采取不同强度的干预措施。患者合并的危险因素越多、越严重(如吸烟、高血压、糖尿病等),总胆固醇和 LDL-C 须控制得越严格。

4. **严格戒烟** 吸烟不仅与肺部疾病相关,也与冠心病关系密切,在女性中尤为明显。吸烟女性的冠心病死亡风险是不吸烟女性的

4.67 倍,在男性中该风险为 3.61 倍,因此,对女性来说戒烟更为迫切。

5. 控制体重、心理健康 除管理上述危险因素外,还需控制体重、避免肥胖和超重,适度体力活动,保持心理健康、治疗抑郁和焦虑。绝经后女性冠心病发生率显著增加,如果出现胸闷、胸痛等症状需积极进行冠心病排查。

六、高血压的防治措施

高血压是指安静状态下诊室血压升高,达到或超过 140/90mmHg。其中 90%~95% 的高血压患者病因不明,称为原发性高血压。另外 5%~10% 的患者血压升高是由于其他多种已知的疾病引起,称为继发性高血压。

我国高血压患病人数已达 2.45 亿,是脑卒中、冠心病、心力衰竭的重要危险因素,已成为家庭和社会的沉重负担。收缩压每降低 10mmHg 或舒张压每降低 5mmHg,死亡风险降低 10%~15%,脑卒中风险降低 35%,冠心病风险降低 20%,心力衰竭风险降低 40%。因此,预防和控制高血压至关重要。

1. 高血压的诊断标准 高血压的诊断标准见表 6。

表 6 正常血压和高血压的判断标准及分类

分类	收缩压 /mmHg		舒张压 /mmHg
正常血压	<120	和	<80
正常高值	120~139	和 / 或	80~89
高血压	≥140	和 / 或	≥90
1 级高血压(轻度)	140~159	和 / 或	90~99
2 级高血压(中度)	160~179	和 / 或	100~109
3 级高血压(重度)	≥180	和 / 或	≥110
单纯收缩期高血压	≥140	和	<90

注:收缩压和舒张压分属于不同级别时,以较高的分级为准。单纯收缩期高血压也可按照收缩压水平分为 1、2、3 级。

2. 高血压的发病原因　原发性高血压的发病机制极为复杂,通常是多种因素共同作用的结果。是否罹患高血压,首先取决于个人是否携带易患基因,也就是通常说的遗传因素、家族史;其次,与生理年龄增长有关,衰老是每个人的必经之路,而血压升高可能只是衰老的一个部分;再次,受后天因素的影响,比如吸烟、肥胖、缺乏运动、高盐饮食等,都可能导致高血压发生。此外,更年期及绝经后女性雌激素水平降低,对血管紧张素转化酶的抑制作用减弱,从而产生绝经期高血压。另有研究发现,绝经后女性对盐的敏感性增加,这可能由于钠的排泄与女性激素水平有关,故老年女性高血压患者采用利尿剂治疗效果更好。

3. 高血压是否需要终身用药　高血压患者治疗前首先需进行心血管风险水平分层。血压越高,合并危险因素越多(如吸烟、血脂异常、腹型肥胖等),靶器官损害越严重(如左室肥厚、微量白蛋白尿等),出现伴发临床疾病(如脑出血、心肌梗死等),该患者的危险程度就越高。经医生评估后,极高危和高危患者需立即降压治疗,中危和低危患者在改善生活方式数周至 3 个月后如血压仍不达标,需开始药物治疗。患者用药后应监测血压,定期心内科就诊,根据血压波动调整治疗药物。

大部分患者需长期用药甚至终身用药,但仍有部分患者在改善生活方式(如低盐饮食、减轻体重、减少焦虑情绪、由寒冷地区移居到温暖地区等)后血压逐渐降至正常,停用降压药物。这部分患者仍然存在血压再次升高的风险,必要时再次启动药物治疗。

4. 血压控制是否越低越好　降压治疗控制血压并非越低越好。一般高血压患者,血压降至 140/90mmHg 以下即可;合并糖尿病、冠心病、心力衰竭、慢性肾脏疾病伴有蛋白尿的患者,宜将血压降至 130/80mmHg 以下;高龄或合并脑血管疾病的患者降压目标放宽至 150/90mmHg 以下即可。上述目标值并非绝对且一成不变,需由医生根据患者具体情况进行调整。

七、心血管疾病常用药物

心血管疾病的治疗药物种类繁多,常用的有以下几类。

1. 降压药 主要包括以下五类,每类药物通过不同的药理机制达到降压效果,由医生决定单独用药或联合用药。建议患者选用长效药物,每次调整药物的种类或剂量后观察 2~4 周评价药物疗效,避免频繁更换药物。

(1)钙离子拮抗剂:如硝苯地平、非洛地平、氨氯地平等。

(2)β受体阻滞剂:如美托洛尔、比索洛尔、卡维地洛等,严重心动过缓、支气管哮喘急性发作的患者禁用。

(3)血管紧张素转换酶抑制剂和血管紧张素Ⅱ受体拮抗剂:如雷米普利、厄贝沙坦等,妊娠或计划妊娠的患者,双侧肾动脉狭窄、严重肾功能不全和高钾血症的患者禁用。

(4)利尿剂:如氢氯噻嗪、螺内酯等,应用利尿剂的患者需监测血钾,痛风患者不宜使用噻嗪类利尿剂。

2. 抗血小板药 抗血小板药(如阿司匹林、氯吡格雷等)常用于冠心病、心肌梗死的患者,病情稳定时单药使用,不稳定型心绞痛或心肌梗死时常需联合用药。抗血小板治疗时存在出血风险,包括皮下出血、消化道出血等,对于消化道出血风险较高的患者可联合质子泵抑制剂治疗。

3. 抗凝药 房颤患者存在血栓栓塞风险,必要时需抗凝治疗。华法林是常用的抗凝药,抗凝效果受食物和合并用药影响较大,需监测国际标准化比率(INR),以调整华法林剂量。新型口服抗凝药(如利伐沙班、艾多沙班等)用药时无需常规监测抗凝强度。肾脏是新型口服抗凝药代谢的重要途径,肾功能不全对药物代谢产生明显影响,严重肾功能不全患者禁用。

4. 硝酸酯类药 对于大多数患者,治疗后数分钟可缓解心绞痛症状。

5. 调脂药 高脂血症是心血管疾病的重要危险因素,低密度脂蛋白胆固醇或总胆固醇水平对动脉粥样硬化性疾病发病危险具有独立的预测作用。常用的降脂药包括以下四类。

(1)他汀类:主要用于降低总胆固醇和低密度脂蛋白胆固醇,是防治动脉粥样硬化性疾病的重要药物,常用药为阿托伐他汀、瑞舒伐他汀等。

　　(2)贝特类：主要用于降低甘油三酯,常用药为非诺贝特。

　　(3)烟酸类：主要用于降低甘油三酯,常用药为阿昔莫司。

　　(4)胆固醇吸收抑制剂：通过抑制肠道内食物和胆汁中胆固醇的吸收达到降低血胆固醇的目的,常用药为依折麦布。

　　高脂血症患者发生动脉粥样硬化性疾病的风险不仅取决于血脂水平,还取决于同时存在的其他危险因素。医生会对每个患者进行个体危险程度评估,危险程度越高,血脂需控制得越严格。极高危患者低密度脂蛋白胆固醇水平应小于 1.8mmol/L,如已在目标值以内,则至少再降低 30% 左右。他汀类药物的常规剂量即有良好调脂效果,当剂量翻倍时,低密度脂蛋白胆固醇进一步降低幅度仅约 6%,但副作用增加。因此,对于胆固醇或低密度脂蛋白胆固醇较高的患者可起始应用中等强度他汀(如阿托伐他汀、瑞舒伐他汀),适当调整剂量,若血脂水平不达标,与其他调脂药物联合应用(如胆固醇吸收抑制剂),以获得安全有效的调脂效果。首次服用他汀类调脂药或调整药物种类、剂量时,均应在 6 周内复查血脂、转氨酶和肌酸激酶,根据血脂达标情况调整监测周期。当患者胆固醇和甘油三酯均升高时,有时需在应用他汀类药物的基础上加用烟酸类药物或贝特类药物,也应在 6 周内复查相关指标并根据检查结果调整治疗方案。

(罗　瑶　刘君萌　齐　欣)

第二节　保持良好的心态

一、心理健康问题的高危人群

　　心理健康指心理各个方面及活动过程处于一种良好或正常的状态。心理健康的理想状态是保持性格完善、智力正常、认知正确、情感适当、意志合理、态度积极、行为恰当、适应良好。

处于中年阶段的女性面临的生活、工作、家庭各方面的困难最为艰巨。在家庭中要赡养老人、养育子女、调整和维护与伴侣之间的情感关系,还要保证有效地投入工作事业当中,同时还需要面对因为生理功能衰退所带来的疾病问题。因此,中年女性承受较大压力,是心理健康问题的高危人群,是在人生其他阶段不可比拟的,需要给予足够的关注和支持,尽可能维持身心健康。

二、中年女性心理健康的评估指标

评估自己的心理是否基本健康,可以从以下几个方面着手:

1. **认知**　人到中年,已经在生活中积累了丰富的知识和经验,在认知方面相对成熟、理智。多数情况,可以从正反两方面看待人和事物。遇到问题时相比其他年龄段的个体更理性,能够比较好地应对工作、生活中的各种问题和挑战。

2. **情绪**　绝大多数时候是稳定的、平静的,即使有情绪波动,也能在较短时间内做出自我调整和控制。

3. **意志**　意志是人确定目标,不畏困难,付诸实施,以实现预定目标的心理过程,与自控、专注和效率有关。中年人经历前半生的风雨,在社会生活中磨炼出了较为坚定的意志。

4. **睡眠**　入睡比较轻松自然,醒后能够感觉到精力得到有效恢复。反之,如果长时间入睡困难,或容易惊醒,频繁早醒之后无法再次入睡,并且醒后依然感到疲惫不堪,没有轻松的感觉,在排除生理疾病影响的可能性之后,就需要注意睡眠障碍可能提示心理健康出现了问题。

5. **饮食**　如果在较长时间内,食欲严重减退或食欲突然非常旺盛,伴随体重变化;或饮食规律、饮食习惯突然改变,在排除生理疾病的情况下,提示可能出现了心理问题。

6. **注意力**　如果自我感觉长期注意力无法集中,以前能够投入的、高效完成的事情无法进行,工作效率明显下降等,都可能提示个体心理健康水平的下降。

三、影响中年女性心理健康的因素

1. 激素的变化　女性在中年以后，雌激素分泌水平降低、神经系统功能紊乱，导致心情变得烦躁不安、精神压抑，表现出对什么都不感兴趣，情绪低落、沮丧、紧张焦虑、多疑等，很多女性为此深感痛苦。

2. 家庭关系　在家庭中，中年女性扮演着多重身份角色，妻子、母亲、女儿、姐妹；需要面对婚姻关系、亲子关系的挑战；需要承担起上有老下有小的重担以及处理与各方亲友的关系等。这时如果无法从夫妻（既是相互支持的伴侣又是并肩作战的"战友"）关系中得到对方的支持和理解，甚至如果夫妻关系出现危机，中年女性非常容易陷入抑郁或绝望。

3. 社会关系　中年女性如果有自己追求和打拼的事业，会感觉到自己在社会中占有一席之地，并且会有较为丰富的社会人际关系，感到自己有价值、被认可、被承认、被接受。这些良好的感觉都非常有利于保持个体的心理健康。

4. 生老病死　中年女性开始感受到自己身体各方面功能的退步，甚至开始受到一些大大小小疾病的影响；同时中年女性可能开始经历越来越多身边的亲友、同事、熟人生病、亡故，这些均会导致个体感受到生命的脆弱，心生恐惧、焦虑，甚至绝望。

四、调整心态化解中年危机

中年危机，也称"灰色中年"，一般高发在 39~50 岁人群，从广义上来讲，是指这个年龄段可能经历的事业、健康、家庭婚姻等各种挑战和危机。

中年危机主要是由身心两方面的原因导致。女性在中年开始经历一系列的身体变化，这些变化都会呈现出衰老的迹象，让女性比较明显地意识到青春逝去，衰老来临。到中年晚期，她们大多已离开工作岗位，退居二线，或已经退休在家，由紧张忙碌规律的工作生活突然变得无事可做，活动范围减小，社会地位下降，感到若有所失、内心空虚。若长期不能解决这种"危机",就会使个体产生情绪问题,甚至出现病态的行为方式。

1. 自我价值感改变 对中年女性来说,如果自我价值感的基础过于单一,比如只来自家庭,可能会产生一种突如其来的失落感,或感觉到跟自己年轻时相比,价值感下降了,则更容易出现价值感丧失的问题。如果长时间无法做出调整和改变,可能会陷入焦虑、抑郁、偏执多疑的心理状态。因此,中年女性要有意识地为这个阶段的身心变化提前做好准备,适当将注意力转移到工作上,注重提升其他方面的能力,培养更为广泛的兴趣爱好,建立自己的朋友圈,向值得信赖的朋友多交流和倾诉,并且相互支持。

2. 躯体化 人到中年是身体功能逐渐走下坡路的时期,各种疾病找上门来的风险逐年增加;同时,如果中年女性的压力、负面情绪没有地方可以倾诉,在现实层面和情感层面都得不到有效的支持,长期积压的消极情绪或不愉快的生活事件容易导致中年女性产生诸多躯体症状,比如头痛、头晕、心悸、慢性疼痛、乏力、失眠等,但去医院反复检查,并不能确诊相关疾病。这实际是身体在表达那些我们无法感受到、或感受到了却不能表达出来的情绪,称之为躯体化。

3. 幸福感 与年轻的时候相比,人到中年应显得更加自信,因为人生阅历丰富,显得更加有智慧。大部分中年女性在这个时期已经相对比较成熟地找到了兼顾工作和家庭的方法,对生活感到满意,对自己有比较多正面的、积极的认知和感受,喜悦接纳自己,这样的女性幸福感相对来说比较高。

4. 更年期抑郁 由于生理上内分泌的变化,加上家庭、社会地位及复杂的心理社会因素的影响,更年期的女性容易出现焦虑、情绪波动、失眠、多疑、易疲劳、多愁善感等情况,对各种细微的躯体疾患和精神刺激也变得比较敏感。有些更年期女性会变得抑郁、易怒。如果曾经胜任的工作可能被青年人接替,重要性和价值感也会受到挑战和冲击,或夫妻关系、亲属关系出现矛盾,处理不当容易导致更年期抑郁症,严重的情况下还可能产生轻生的想法。更年期女性要注重从各方面进行调整以适应新的身心阶段。

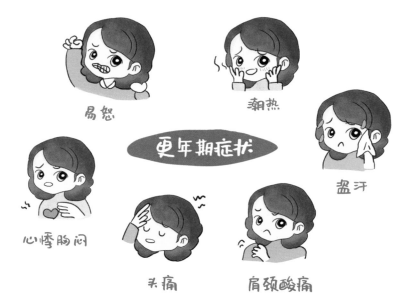

（1）合理安排时间，改变不良的生活习惯，保持心态的平和，凡事量力而行，学会适当的放弃，劳逸结合，避免超负荷工作。

（2）生活压力不可避免，可尝试各种自我调节的办法缓解压力。比如运动、音乐、艺术等，以及适当和朋友倾诉，主动寻求帮助。

（3）积极改变家庭内部关系，重视夫妻之间的情感交流，相互理解。家庭成员应该对疾病的严重性有充分估计和认识，积极协助治疗，注意从心理上给予理解、关心和保护，对一切可能发生的意外情况采取有效的预防措施。

人到中年，未来的生活还有很多的可能性，要抱有开放的、乐观的态度勇于尝试新的可能。那些知道如何调整心态有效处理消极情绪，把时间花在自己感兴趣的活动上，学会把生活和工作目标调整得更加符合实际的女性，往往能化解中年危机。

五、老年女性面临的心理问题

1. 衰老和疾病　女性进入老年阶段，首当其冲要面对的是衰老和疾病。生理功能在衰退，外貌体型发生明显变化，再加上如果已经不再工作,可能会跟不上社会的新变化,不适应社会发展的节拍,而陷入苦闷、抑郁、焦虑甚至悲观绝望的心理状态。

2. 家庭丧失感 大部分女性在孩子离家后会感到一定程度的抑郁。这是一种丧失重要关系,甚至丧失一种持续很长时间的生活方式后的哀悼反应。如果又经历配偶的离去,面临空巢生活,丧失感会进一步加重,她们会开始质疑自己是否还被需要,自己还能不能做一些有意义的事情,自己是否还有价值等。

3. 身份认同的变化 当职业女性退休回归家庭后,会发现周围人对自己的称呼已经从 ×× 老师、×× 主任、×× 医生等变成了千篇一律的 ×× 奶奶,几乎都快没有了自己的名字。她们经常抱怨丧失了职业身份,这时的老年女性会感受到自己的身份认同在发生变化。

4. 老年抑郁症 老年女性比男性更容易罹患抑郁症。这可能有性别差异,也可能和激素水平有关系,也可能和老年女性消极的社会活动、退休后糟糕的经济状况,以及面对的健康问题、家庭矛盾、亲属去世或丧偶等因素有关,这些因素都比更年期本身对女性的精神状况影响大。

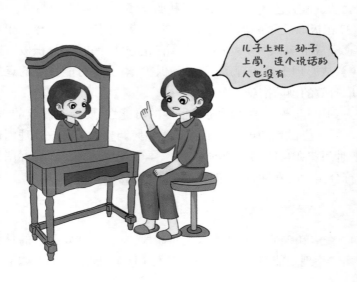

老年抑郁症,是个非常普遍且容易忽略的问题。老年抑郁症除了情绪低落等表现外,还有一些身体不舒服的症状,如身上发热、疼痛,体内有气窜动,感觉有虫子爬等。这些身体的不适让人很痛苦,有些人去医院做了不少检查,就是找不到原因;吃了不少药,症状没有缓解,甚至有些人实在不能忍受痛苦而要求手术治疗。

5. 死亡焦虑症　人对未知的事物都会有本能的恐惧。对即将到来的或终将到来的死亡、消逝的这一事实产生恐惧、纠结、不解、不安等复杂的思想和情绪。老年人看到身边亲人、朋友、同伴的去世,会对自己的心理产生巨大的冲击,从而越来越害怕死亡。有些女性会产生各种各样的躯体症状,或怀疑自己得了各种各样的疑难杂症,而去医院反复检查又没有问题,这种现象背后其实也与对死亡的恐惧有关。

大量研究显示,老年群体所体验的死亡焦虑水平高于其他群体,老年人的死亡焦虑主要来自由生命质量急剧下降所导致的心态转变,而不是来自对生命即将终结的担忧或惧怕。老年人生命质量影响死亡焦虑的水平,生命质量越高的老年人其死亡焦虑水平越低,反之则高,且特质焦虑型人格在两者关系之间起到部分中介的作用。

六、在爱和快乐中成功变老

1. 关爱自己　老年女性可以通过关爱自己,以及关爱自己所爱的人与事物,发展新的兴趣来续写精彩的人生。这样的实例比比皆是。

(1)培养丰富的兴趣爱好,建立自己的人际圈:可以根据自己的身体情况和性格特点,有意识地尝试培养一些有益于身心健康的兴趣爱好,比如养花养草、户外健身、听音乐、学习手工、摄影、书法、舞蹈、瑜伽等,既丰富生活,又能调节心情,同时还能保持必需的人际交往,如朋友和邻里关系等。有研究发现,拥有固定交际圈,有规律相互往来的友谊关系的老年女性会更容易在脆弱时、需要帮助时寻找到支持。

（2）保持对新事物的好奇，防止脑衰老：不断学习新的知识，了解新鲜事物，可不断刺激脑细胞，使思维活跃，保持敏捷的反应速度，有助于预防脑萎缩，减缓大脑的衰退速度；并且能够使人感到心理上的满足和充实。对新鲜事物的了解也能减轻老年女性和飞速发展的社会脱节的负面感受，增加对自己的积极评价。

（3）保证充足的睡眠，适当美容：充足的睡眠不仅可以缓解疲劳，让人恢复活力，看起来精神焕发，还可以增强机体免疫力。另外，老年女性也可以继续注重皮肤、身材的管理。精致得体的妆容、整洁合身的穿着，既是一种乐趣，也能帮助老年女性重塑形象气质，重拾自信，进而有利于保持愉快轻松的心态。

2. **成功变老**　老年阶段是人生最后一段旅程。这个阶段个体会更多地回顾自己的一生，会有更多之前不会有的深刻感受和对自身、对生活的思考。关于老年研究的一个新观点是"成功地变老"。虽然定义不同，成功地变老主要指扩大收获，减少损失。老年女性如果能做到以下几点，可以认为她正在成功地变老：

- 对生活的各个方面都很满意，比如家庭和朋友；
- 态度乐观，相信自己正在达成个人目标；
- 身体健康，认知能力健全；
- 对收入和生活条件满意。

（王晓彦　章红英）

第六章　构筑强健的骨骼

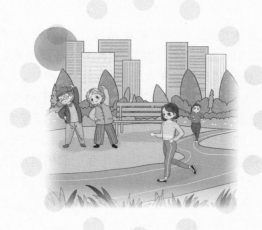

第一节 绝经与骨质疏松

一、绝经对女性来说意味着什么

绝经是指妇女人生中最后一次月经。妇女在绝经之前往往会有一段时间的月经紊乱,1个月来2次月经或2~3个月甚至更长时间来1次月经。有时好几个月不来月经,也不知道是否绝经了,一般选择观察月经情况,当1年不来月经时,才可以确定最后一次月经的时间就是妇女的绝经年龄。所以,绝经的判断实际上是一个回头看的诊断。

妇女一旦发生绝经,意味着卵巢功能出现了衰退,不再能生孩子,除了生育能力的丧失,还会出现身体各个器官和组织功能的变化,很多妇女会感觉到身体哪里都不舒服,潮热、出汗、失眠、焦虑、抑郁、心慌、头痛、头晕、骨关节和肌肉疼痛、阴道干涩、性交疼痛、尿频、尿痛等各种不适接踵而至,让很多妇女感觉自己一下子变老了。

中老年女性的腰痛、骨关节痛、骨折等多与骨质疏松症有关。骨质疏松症是以骨量减少、骨的微结构损伤而引起的骨脆性增加,骨折发生率增高的全身代谢性骨病。绝经后骨质疏松症属于静悄悄发生的慢性疾病,早期不易被觉察但严重时可影响女性的生活质量,应当予以重视,做到早发现、早诊断、早治疗。

二、骨量变化的性别差异

妇女的一生包括婴儿期、儿童期、青春期、育龄期、更年期、老年期6个生理时期,在这一生中卵巢扮演很重要的角色,也会经历从发育到成熟,再到衰退的过程。当卵巢功能开始下降,出现衰退时,带动雌激素、孕激素的变化,从而引起妇女身体的变化。其中全身骨骼里的骨量随年龄增长的各时期而变化。人类骨量变化也分为 6 个时期。

1. 骨量增长期　从出生到 20 岁,其中 7~8 岁男童女童,以及 13~14 岁女生和 15~16 岁男生有两个快速骨量增长期。该时期男生增长速度快于女生,年均增长率分别为 2.2% 和 1.9%,这也是最终男性骨密度峰值高于女性的原因。

2. 骨量缓慢增长期　20~30 岁,骨量仍然在缓慢增加,年增长率为 0.5%~1%。

3. 骨量峰值相对稳定期　30~40 岁,骨骼生长处于相对平衡状态,骨密度也处于一生的峰值期,女性骨峰值低于男性,该期维持 5~10 年。

4. 骨量丢失前期　女性 40~49 岁、男性 40~64 岁,骨量呈轻微丢失,女性年丢失率为 0.4%~0.6%,男性为 0.3%~0.5%。

5. 骨量快速丢失期　主要见于绝经女性,绝经后 1~10 年,骨量丢失速率明显加快,年丢失率为 1.5%~2.5%,维持 5~10 年,男性不存在骨量快速丢失期。

6. 骨量缓慢丢失期　65 岁以后,女性骨量丢失速率降低到绝经前水平,男性亦较前出现轻微的骨量快速丢失,骨量年丢失率为 0.5%~1%。

可以看到,女性在绝经后 10 年内一段时间是男性所不具有的骨量快速丢失期,正是这 5~10 年的时间会出现骨量的快速丢失,容易造成女性出现绝经后骨质疏松。

三、雌激素对骨代谢的影响

围绝经期卵巢功能不可避免地出现下降,而卵巢分泌的重要激素——雌激素水平会逐渐降低,造成雌激素对破骨细胞的抑制作用减弱,使得破骨细胞数量增加,凋亡减少,寿命延长,导致其骨吸收功能增强。尽管成骨细胞介导的骨形成亦有增加,但不足以代偿过度骨吸收。骨重建活跃和失衡致使骨小梁变细或断裂,皮质骨孔隙度增加,导致骨强度下降。另外,雌激素的减少会降低骨骼对力学刺激的敏感性,使骨骼呈现类似于废用性骨丢失的病理改变。

围绝经期骨代谢有两个特点:骨代谢活跃和骨代谢失衡。骨骼处于一种高转化状况,成骨细胞一方尽力增加骨量,破骨细胞一方尽力破坏骨量,两方处于高战斗状态,而这个时期破骨细胞的力量占了优势,最终的结果是绝经后骨骼遭到快速破坏,骨量发生快速下降,骨代谢处于失衡状态,让未来妇女发生骨质疏松性骨折的风险大大增加。所以,这个时期对骨量的快速丢失进行干预,将起到事半功倍的效果。

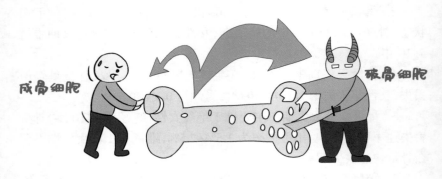

成骨细胞　　　　　　　　　　　　破骨细胞

四、影响骨质疏松症的危险因素

骨质疏松症是一种受多重危险因素影响的复杂疾病,危险因素包括遗传因素和环境因素等多方面。要注意筛查高危人群,尽早诊断和防治骨质疏松症,减少骨折的发生。骨质疏松症的危险因素分为不可控因素与可控因素,后者包括不健康生活方式、疾病、药物等。

1. 不可控因素　主要包括种族(患骨质疏松症的风险:白种人高于黄种人,而黄种人高于黑种人)、老龄化、女性绝经、脆性骨折家族史。

2. 可控因素

(1)不健康生活方式:包括体力活动少、吸烟、过量饮酒、过多饮用含咖啡因的饮料、营养失衡、蛋白质摄入过多或不足、钙和 / 或维生素 D 缺乏、高钠饮食、体质量过低等。

（2）影响骨代谢的疾病：包括性腺功能减退症等多种内分泌系统疾病、风湿免疫性疾病、胃肠道疾病、血液系统疾病、神经肌肉疾病、慢性肾脏病及心肺疾病等。

（3）影响骨代谢的药物：包括糖皮质激素、抗癫痫药物、芳香化酶抑制剂、促性腺激素释放激素类似物、抗病毒药物、噻唑烷二酮类药物、质子泵抑制剂和过量甲状腺激素等。

五、骨质疏松症的危害

骨质疏松症由于骨量的长期丢失，会出现骨关节疼痛、驼背（脊柱变形）、骨折等危害。骨质疏松症最大的危害就是骨折，是老年人致残和致死的主要原因之一。

骨质疏松症是一个渐变性发展的过程，随着年龄的增长，骨骼的骨量逐渐丢失，开始是骨量减少，再进一步丢失变成骨质疏松症，当有轻微的外力损伤时，如不小心摔跤即可发生骨折。而这时候去医院检查和治疗才发现原来早已患了骨质疏松症。骨量逐渐丢失的过程中，妇女往往没有症状，容易被忽视，因此也被称作"静悄悄的流行病""沉默的杀手"。

骨质疏松症最容易造成的骨折部位是椎体、髋部、前臂和骨盆，其中最常见的是椎体骨折。国内调查显示：50 岁以上女性椎体骨折患病率约为 15%，椎体骨折造成的危害最直接的表现就是驼背。所以，妇女不要认为老了发生驼背是正常现象，其实是发生了骨质疏松症进而导致椎体的骨折所致，而很多女性在出现明显驼背前已经开始出现腰背部疼痛，需要引起重视。髋部骨折是最严重的骨质疏松性骨折，对妇女的健康危害最大。发生髋部骨折后，妇女需卧床休养，而长期卧床休养导致各种并发症的发生率增加，如坠积性肺炎、褥疮、静脉血栓等，一年内死亡率高达 20%，约 50% 患者致残，生活质量明显下降，而且骨折会对妇女的心理状态造成很大危害，造成焦虑、抑郁，自信心下降，与外界的交流沟通也减少，心理疾病的发生率增加。此外，骨质疏松性骨折的治疗费用较高，且家庭照顾成本增高,使得整个社会医疗 - 照护成本巨大。

近年来,我国髋部骨折的发生率呈显著上升趋势,随着老龄化的加剧,预计在未来几十年我国人群髋部骨折发生率仍将处于增长期。妇女一生发生骨质疏松性骨折的危险性(40%)高于乳腺癌、子宫内膜癌和卵巢癌的总和。

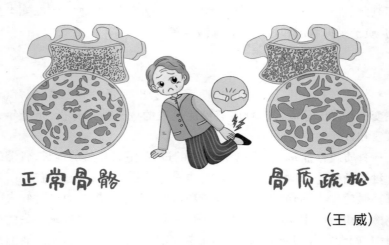

正常骨骼　　　　　　骨质疏松

(王 威)

第二节　绝经后骨质疏松的评估

一、骨质疏松症的临床表现

1. 疼痛　骨质疏松症患者,可出现腰背疼痛或全身骨痛。疼痛通常在翻身时、起坐时及长时间行走后出现,夜间或负重活动时疼痛加重,并可能伴有肌肉痉挛,甚至活动受限。

2. 脊柱变形　严重骨质疏松症患者,因椎体压缩性骨折,可出现身高变矮或驼背等脊柱畸形。多发性胸椎压缩性骨折可导致胸廓畸形,甚至影响心肺功能;严重的腰椎压缩性骨折可能会导致腹部脏器功能异常,引起便秘、腹痛、腹胀、食欲减低等不适。

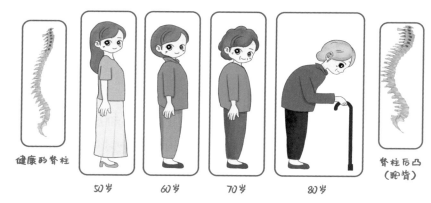

健康的脊柱　　　50岁　　　60岁　　　70岁　　　80岁　　　脊柱后凸（驼背）

3. 骨折　骨质疏松性骨折属于脆性骨折,通常指在日常生活中受到轻微外力时发生的骨折。骨折发生的常见部位为椎体(胸椎、腰椎)、髋部(股骨近端)、前臂远端和肱骨近端;其他部位如肋骨、跖骨、腓骨、骨盆等亦可发生骨折。妇女一旦发生一次骨质疏松性骨折,以后再骨折的风险显著增加。

4. 对心理状态及生活质量的影响　绝经后骨质疏松症及其相关骨折对心理状态的危害常被忽略,主要的心理异常包括恐惧、焦虑、抑郁、自信心丧失等。老年患者自主生活能力下降,以及骨折后缺少与外界接触和交流,均会给患者造成巨大的心理负担。应重视和关注骨质疏松症患者的心理异常,并给予必要的治疗。

二、评估骨质疏松症的方法

骨质疏松症的诊断基于医生对患者全面的病史采集、体格检查、骨密度测定、影像学检查及必要的生化测定。诊断绝经后骨质疏松症应包括两方面:确定是否为骨质疏松症和排除继发性骨质疏松症。

骨密度是指单位体积(体积密度)或单位面积(面积密度)所含的骨量。骨密度测量方法较多,不同方法在骨质疏松症的诊断、疗效监测以及骨折危险性评估中的作用有所不同。

目前临床和科研常用的骨密度测量方法有双能 X 射线吸收检

测法（DXA）、定量计算机断层照相术、外周 QCT 和定量超声（大多数体检中心采用）。目前公认的骨质疏松症诊断标准是基于双能 X 射线吸收检测法测量的结果。

三、如何判断骨骼的状况

判断骨骼状况主要基于 DXA 骨密度测量结果和 / 或脆性骨折。

基于 DXA 测量的骨密度是目前通用的骨质疏松症诊断指标。对于绝经后女性，建议参照 WHO 推荐的诊断标准，骨密度值低于同性别、同种族健康成人的骨峰值 1 个标准差及以内属正常；降低 1~2.5 个标准差为骨量低下或低骨量；降低 ≥ 2.5 个标准差为骨质疏松；骨密度降低程度符合骨质疏松诊断标准，同时伴有一处或多处脆性骨折为严重骨质疏松。

骨密度通常用 T- 值（T-Score）表示，T- 值 =（实测值 – 同种族同性别正常青年人峰值骨密度）/ 同种族同性别正常青年人峰值骨密度的标准差。基于 DXA 测量的中轴骨（腰椎 1~4、股骨颈或全髋）骨密度或桡骨远端 1/3 骨密度，骨质疏松症的诊断标准是 T- 值 ≤ –2.5（表 7）。

表 7　基于 DXA 测定骨密度分类标准

分类	T- 值
正常骨量	T- 值 ≥ –1.0
骨量减低	–2.5 < T- 值 < –1.0
骨质疏松症	T- 值 ≤ –2.5
严重骨质疏松症	T- 值 ≤ –2.5 + 脆性骨折

四、尽早发现易患骨质疏松症的妇女

骨质疏松症是受多因素影响的复杂疾病，对妇女进行骨质疏松症风险评估，能为疾病早期防治提供有益帮助。临床上评估骨质疏松风险的方法较多，此处推荐国际骨质疏松基金会（IOF）骨质疏松

风险一分钟测试题和亚洲人骨质疏松筛查工具（OSTA），作为疾病风险的初筛工具。

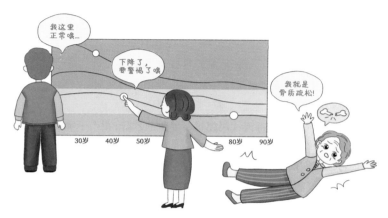

1. **骨质疏松风险测试** IOF 骨质疏松风险一分钟测试题是根据简单问题，从中选择与骨质疏松相关的问题，由妇女判断是与否，从而初步筛选出可能具有骨质疏松风险的人群。该测试题简单快速，易于操作，可初步筛查疾病风险，不能用于骨质疏松症的诊断，只要其中一个问题回答结果为"是"，即为阳性，提示存在骨质疏松的风险，并建议进行骨密度检查，见表 8。

表 8 IOF 骨质疏松风险一分钟测试题

1. 父母曾被诊断有骨质疏松或曾在轻摔后骨折？ 是 □ 否 □
2. 父母中一人有驼背？ 是 □ 否 □
3. 实际年龄超过 40 岁？ 是 □ 否 □
4. 成年后是否因为轻摔发生骨折？ 是 □ 否 □
5. 是否经常摔倒（去年超过一次），或因为身体较虚弱而担心摔倒？ 是 □ 否 □
6. 40 岁后的身高是否减少超过 3cm？ 是 □ 否 □
7. 体质量是否过轻（BMI 小于 19kg/m²）？ 是 □ 否 □
8. 是否曾服用类固醇激素（例如可的松、泼尼松）连续超过 3 个月？（可的松通常用于治疗哮喘、类风湿关节炎和某些炎症性疾病） 是 □ 否 □

续表

9. 是否患有类风湿关节炎？　　是 □　否 □
10. 是否被诊断为甲状腺功能亢进或甲状旁腺功能亢进、1 型糖尿病、克罗恩病或乳糜泻等胃肠道疾病或营养不良　　是 □　　否 □
11. 是否在 45 岁或以前就停经？　　是 □　否 □
12. 除了怀孕、绝经或子宫切除外，是否曾停经超过 12 个月？　是 □　否 □
13. 是否在 50 岁前切除卵巢又没有服用雌 / 孕激素补充剂？　　是 □　否 □
14. 目前是否已绝经？　　是 □　否 □
15. 是否经常大量饮酒（每天饮用超过 2 单位的乙醇，相当于啤酒 1 斤、葡萄酒 3 两或烈性酒 1 两）？　　是 □　否 □
16. 目前习惯吸烟，或曾经吸烟？　　是 □　否 □
17. 每天运动量是否少于 30 分钟（包括做家务、走路和跑步等）？　　是 □　否 □
18. 是否不能食用乳制品，又没有服用钙片？　　是 □　否 □
19. 每天从事户外活动时间是否少于 10 分钟，又没有服用维生素 D？　　是□　否□

2. 亚洲人骨质疏松自我筛查工具（OSTA） OSTA 基于亚洲 8 个国家和地区绝经后妇女的研究，收集多项骨质疏松危险因素，并进行骨密度测定，从中得出能较好体现敏感度和特异度的两项简易筛查指标，即年龄和体质量。计算方法是：OSTA 指数 = ［体质量（kg）-年龄（岁）］× 0.2，结果评定见表 9。OSTA 主要根据年龄和体质量筛查骨质疏松风险，但需要指出，OSTA 所选用的指标过少，其特异性不高，需结合其他危险因素进行判断，且仅适用于绝经后妇女。

表 9　OSTA 指数评价骨质疏松风险级别

风险级别	OSTA 指数
低	>-1
中	-4~-1
高	<-4

（王　威）

第三节　绝经后骨质疏松的防治

一、如何防治骨质疏松症

骨骼强壮是维持人体健康的关键,骨质疏松症如果不进行及早防治,会给妇女带来很多危害,最大的危害是容易发生骨折,而一旦发生骨折,给患者及家庭将带来巨大痛苦及沉重的医疗负担。更年期及绝经后女性是骨质疏松症的高危人群,一定要尽早采用多种手段进行多层面防治。

骨质疏松症的防治应贯穿生命全过程,而绝经前后是妇女骨量的快速丢失期,是防治骨质疏松症的关键期,骨质疏松性骨折会增加致残率或致死率,因此骨质疏松症的预防与治疗同等重要。更年期及绝经后妇女骨质疏松症的主要防治目标包括维持骨量和骨质量,预防增龄性骨丢失;避免跌倒和骨折。①骨质疏松症初级预防:指尚无骨质疏松但具有骨质疏松症危险因素者,应防止或延缓其发展为骨质疏松症并避免发生第一次骨折;②骨质疏松症二级预防和治疗:指已有骨质疏松或已经发生过脆性骨折者,防治目标是避免发生骨折或再次骨折。

骨质疏松症的防治措施主要包括基础措施、药物干预和康复治疗。

二、日常防治的基础措施

1. 调整生活方式

(1)加强营养,均衡膳食:建议摄入富含钙、低盐和适量蛋白质的均衡膳食,推荐每日蛋白质摄入量为 0.8~1.0g/kg 体质量,并每天摄入牛奶 300ml 或相当量的奶制品。

(2)充足日照:建议上午 11:00 到下午 3:00,尽可能多地暴露皮肤于阳光下晒 15~30 分钟(取决于日照时间、纬度、季节等因素),每周两次,以促进体内维生素 D 的合成,尽量不涂抹防晒霜,以免影响日照效果。但需注意避免强烈阳光照射,以防灼伤皮肤。

(3)规律运动:建议进行有助于骨健康的体育锻炼和康复治疗。运动可改善机体敏捷性、力量、姿势及平衡等,降低跌倒风险。运动还有助于增加骨密度。适合骨质疏松症患者的运动包括负重运动及抗阻运动,推荐规律的负重及肌肉力量练习,以减少跌倒和骨折风险。肌肉力量练习包括重量训练,其他抗阻运动及行走、慢跑、太极拳、瑜伽、舞蹈和乒乓球等。运动应循序渐进、持之以恒。骨质疏松症患者开始新的运动训练前应咨询临床医生,进行相关评估。

(4)戒烟、限酒。

(5)避免过量饮用咖啡。

(6)避免过量饮用碳酸饮料。

(7)尽量避免或少用影响骨代谢的药物。

2. 骨健康基本补充剂

(1)钙剂:充足的钙摄入对获得理想骨峰值、减缓骨丢失、改善骨矿化和维护骨骼健康有益。《中国居民膳食营养素参考摄入量(2013版)》建议,成人每日钙推荐摄入量为 800mg(元素钙),50 岁及以上人群每日钙推荐摄入量为 1 000~1 200mg。尽可能通过饮食摄入充足的钙,饮食中钙摄入不足时,可给予钙剂补充。营养调查显示,我国居民每日膳食约摄入元素钙 400mg,故尚需补充元素钙。钙剂选择需考虑其钙元素含量、安全性和有效性。

(2)维生素 D:充足的维生素 D 可增加肠道对钙的吸收、促进骨骼矿化、保持肌力、改善平衡能力和降低跌倒风险。另外,维生素 D 不足可导致人体另外一个器官甲状旁腺的功能亢进,引起继发性甲状旁腺功能亢进,增加骨吸收,从而引起或加重骨质疏松症。同时补充钙剂和维生素 D 可降低骨质疏松性骨折风险。维生素 D 不足还会影响其他抗骨质疏松药物的疗效。我国人群维生素 D 不足状况普遍存在。

三、抗骨质疏松症药物

有效的抗骨质疏松症药物可以增加骨密度,改善骨质量,显著降低骨折的发生风险,推荐抗骨质疏松症药物治疗的适应证主要包括:经骨密度检查确诊为骨质疏松症患者;已经发生过椎体和髋部等部位脆性骨折者;骨量减少且具有高骨折风险的患者。

1. 双膦酸盐类 双膦酸盐是焦磷酸盐的稳定类似物,是目前临床上应用最为广泛的抗骨质疏松症药物。

2. 降钙素类 降钙素是一种钙调节激素,能抑制破骨细胞的生物活性、减少破骨细胞数量,减少骨量丢失并增加骨量。降钙素类药物的另一突出特点是能明显缓解骨痛,对骨质疏松症及骨折引起的骨痛有效。降钙素总体安全性良好,降钙素类制剂应用疗程应视患者病情及其他条件而定。

3. 绝经激素治疗 绝经激素治疗类药物能抑制骨转换,减少骨丢失。临床研究已证明绝经激素治疗包括雌激素补充疗法(ET)和雌、孕激素补充疗法(EPT),能减少骨丢失,降低骨质疏松性椎体、非椎体及髋部骨折的风险,是防治绝经后骨质疏松症的有效措施。绝经妇女正确使用绝经激素治疗,总体是安全的,人们通常特别关注的问题包括:子宫内膜癌、乳腺癌、心血管疾病、血栓和体质量增加等(参见第三章第三节理性的激素治疗相关内容)。

鉴于对上述问题的安全性考虑,建议激素补充治疗遵循以下原则:
- 明确激素治疗的利与弊;
- 围绝经期开始使用(<60岁或绝经10年之内),收益更大,风险更小;
- 遵循最低有效剂量原则,局部问题局部治疗;
- 根据每位妇女的特点,治疗方案个体化;
- 坚持定期随访、定期评估和安全性监测(尤其是乳腺和子宫)。

4. 选择性雌激素受体调节剂类(SERMs) SERMs不是雌激素,而是与雌激素受体结合后,在不同靶组织导致受体空间构象发生不同改变,从而在不同组织发挥类似或拮抗雌激素的不同生物效应。

5. 甲状旁腺素类似物(PTHa) 甲状旁腺素类似物是当前促骨形成的代表性药物,国内已上市的特立帕肽是重组人甲状旁腺素氨基端1~34活性片段。间断使用小剂量PTHa能刺激成骨细胞活性,促进骨形成,增加骨密度,改善骨质量,降低椎体和非椎体骨折的发生风险。

6. 锶盐 锶(strontium)是人体必需的微量元素之一,参与人体多种生理功能和生化效应。锶的化学结构与钙和镁相似,在正常人体软组织、血液、骨骼和牙齿中少量存在。雷奈酸锶是合成锶盐,体外实验和临床研究均证实雷奈酸锶可同时作用于成骨细胞和破骨细胞,具有抑制骨吸收和促进骨形成的双重作用,可降低椎体和非椎体骨折的发生风险。

7. 活性维生素D及其类似物 目前国内上市用于治疗骨质疏松症的活性维生素D及其类似物有1α羟维生素D_3(α-骨化醇)和1,25双羟维生素D_3(骨化三醇)两种。活性维生素D及其类似物更适用于老年人、肾功能减退以及1α羟化酶缺乏或减少的患者,具有提高骨密度、减少跌倒、降低骨折风险的作用。治疗骨质疏松症时,应用上述剂量的活性维生素D总体是安全的。长期使用时,应在医师指导下使用,不宜同时补充较大剂量的钙剂,并建议定期监测患者血钙和尿钙水平。治疗骨质疏松症时,可与其他抗骨质疏松药物联合应用。

8. 维生素K类 四烯甲萘醌是维生素K_2的一种同型物,具有提高骨量的作用。

9. RANKL抑制剂 迪诺塞麦能减少破骨细胞形成、功能和存活,从而降低骨吸收、增加骨量、改善皮质骨或松质骨的强度。现已被美国FDA批准用于治疗有较高骨折风险的绝经后骨质疏松症。

四、康复治疗

针对骨质疏松症的康复治疗主要包括运动疗法、物理因子治疗、作业疗法及康复工程等。

1. 运动疗法 运动疗法简单实用,不仅可增强肌力与肌耐力,改善平衡、协调性与步行能力,还可改善骨密度、维持骨结构,降低跌倒与脆性骨折风险等,发挥综合防治作用。运动疗法需遵循个体化、循序渐进、长期坚持的原则。治疗性运动包括有氧运动(如慢跑、游泳)、抗阻运动(如负重练习)、冲击性运动(如体操、跳绳)、振动运动(如全身振动训练)等。我国传统健身方法太极拳等可增加髋部及腰椎骨密度,增强肌肉力量,改善韧带及肌肉、肌腱的柔韧性,提高本体感觉,加强平衡能力,降低跌倒风险。运动锻炼要注意少做躯干屈曲、旋转动作。骨质疏松性骨折早期应在保证骨折断端稳定性的前提下,加强骨折邻近关节被动运动(如关节屈伸等)及骨折周围肌肉的等长收缩训练等,以预防肺部感染、关节挛缩、肌肉萎缩及废用性骨质疏松;后期应以主动运动、渐进性抗阻运动及平衡协调与核心肌力训练为主。

2. 物理因子治疗 脉冲电磁场、体外冲击波、全身振动、紫外线等物理因子治疗可增加骨量;超短波、微波、经皮神经电刺激、中频脉冲等治疗可减轻疼痛;对骨质疏松性骨折或骨折延迟愈合可选择低强度脉冲超声波、体外冲击波等治疗以促进骨折愈合。神经肌肉电刺激、针灸等治疗可增强肌力、促进神经修复,改善肢体功能。联合治疗方式与治疗剂量需依据患者病情与自身耐受程度选择。

3. 作业疗法 作业疗法以针对骨质疏松症患者的康复宣教为主,包括指导患者正确的姿势,改变不良生活习惯,提高安全性。作业疗法还可分散患者注意力,减少对疼痛的关注,缓解由骨质疏松症引起的焦虑、抑郁等不良情绪。

4. 康复工程 行动不便者可选用拐杖、助行架等辅助器具,以提高行动能力,减少跌倒发生。此外,可进行适当的环境改造,如将楼梯改为坡道、浴室增加扶手等,以增加安全性。骨质疏松性骨折患者可佩戴矫形器,以缓解疼痛,矫正姿势,预防再次骨折等。总之,骨质疏松症是慢性病,涉及骨骼、肌肉等多种组织、器官,需要综合防治。在常规药物、手术等治疗的同时,积极、规范、综合的康复治疗除可改善骨强度、降低骨折发生外,还可促进患者生活、工作能力的恢复。

　　总之,妇女在更年期及绝经后都需要格外关注自己的骨骼健康问题,采取多种手段提前预防骨质疏松症,做到防患于未然。《黄帝内经·素问》有云:"是故圣人不治已病治未病,不治已乱治未乱,此之谓也。夫病已成而后药之,乱已成而后治之,譬犹渴而穿井,斗而铸锥,不亦晚乎?"可见从古至今,医家们都强调预防重于治疗。

(王　威)

第七章　养护智慧的大脑

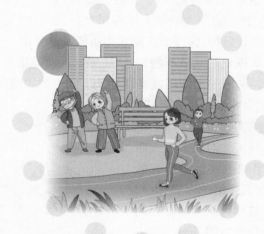

第一节 脑健康

一、了解您的大脑

当您每天精神抖擞地离开家，去读书或工作时；当您周末约三五好友去远足或运动时；当您面对名山大川，举起相机记录美好瞬间时，您有没有想过，是什么保障您完成学习或工作，欣赏美景品尝美食？没错，良好的心肺功能、敏锐的视觉和听觉、强健的肌肉和骨骼，使得您日常生活得以顺利完成，但是这些器官的运行还需要一个指挥官，那就是您的大脑。大脑是人体的司令部，在它的统筹指挥下，身体各个器官高效运行，保障个人完成力所能及的事情。

人脑是生物进化的高级产物，大脑和感觉运动等初级功能相关，更与记忆、语言、艺术等高级功能密切相关。健康的大脑是生命长度的保障，也是生命宽度与高度的基石。

大脑有左右两个半球，每个半球都有自己的分工。对大多数人而言，左侧大脑半球主要负责语言的理解和表达，逻辑思维的形成，因此左侧大脑半球被称为语言脑。右侧大脑半球主要负责空间、形象、音乐或美术，所以右侧大脑半球又被称为艺术脑。

脑内还有一个特殊的结构称为海马，形状和海洋动物海马非常相似，它具有特别神奇的记忆功能。

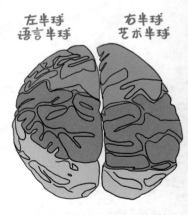

大脑皮质构成及功能定位

您刚刚说过的话或做过的事,经相应的神经连接传输至此,经过加工之后存入长期记忆库,就能记住美好的难忘的瞬间。

人的脑内大约有1 000亿个神经细胞。这些神经细胞之间有复杂的功能连接,它们之间的联络纤维像一条条街巷小道,整合接收到的信息,并传出指令。此外,大脑内神经细胞还和脊髓的神经细胞有功能连接,这些连接像一条条高速公路,高效地完成神经信号的上传下达工作。

大脑具有可塑性,可以通过反复学习,学会新的爱好(如游泳、唱歌)、语言和技能(如驾驶、烹饪)。反复的学习和强化可以帮助神经细胞建立更多、更强的功能连接,影响神经元和胶质细胞功能及神经递质传递,最终获得新知识。

二、脑健康

健康是每个人的基本需求。无论多么强壮的身体,难免会面临疾病的困扰,知晓健康知识、保持健康的生活方式、理性乐观是保障自身健康的基础。

目前尚无公认的脑健康定义,美国疾病预防控制中心将脑健康定义为一种能力,这种能力可以保障人完成认知及心理过程,包括学习、判断、语言和记忆等。就脑的主要功能而言,脑健康主要是指无明显影响脑功能的脑部疾病,保持较好的运动、感觉、认知、情感及社会交往功能。如果出现记忆、学习、语言能力下降,往往提示脑功能受到了影响,若出现瘫痪、记忆力、情感及社会交往功能障碍,则提示脑健康受到较重的损害。

有的人非常担心自己生病,因各种不适症状频繁去医院进行多项检查,却未发现任何躯体疾病。有的人不外出工作、不喜欢娱乐和社交,一旦离开舒适区就手足无措,不知如何与人交往。这种状况需要找精神专科医生沟通,评估是否有情绪、情感障碍或社会交往功能的问题并予以治疗。

三、运动与脑健康

中老年人出现肩背及膝关节疼痛,轻微活动后呼吸困难和胸闷,常被认为和老化相关,不被关注。其实这多与缺乏规律运动导致肌肉萎缩、呼吸循环储备功能下降有关。规律的运动锻炼有助于维持较好的心肺功能,降低糖尿病、高血压、肥胖、心脑血管病等常见慢性病的发生风险,有助于保持身体健康。

情绪低落难以完全避免,而适度的运动可减轻对负面情绪的过度关注,并促进快乐神经递质(内啡肽和多巴胺)的释放,减少压力神经递质(皮质醇)的释放,从而缓解情绪低落,改善精神状态。

运动可以改善学龄前儿童的记忆力和注意力;青少年期的规律运动与晚年期较好的认知功能相关;中年期的规律运动与空间记忆良好及较少遗忘相关。研究发现,规律运动的人大脑白质纤维束的完整性好,大脑皮层灰质体积增大。可见,规律运动有助于增加认知储备,促进脑健康。

规律运动者患阿尔茨海默病风险降低 45%。轻度认知障碍的老年患者,进行规律有氧运动可以改善执行功能、注意力以及记忆力,减少进展至痴呆的风险。有氧运动结合认知训练对早期痴呆患者的部分认知功能具有改善作用。

65 岁以下成年人应少静坐,多运动,每周做至少 2 次中高强度的肌肉强化运动(如慢跑、骑自行车、打太极拳),总时间 150~300 分钟;或剧烈有氧运动(如快速跑步),总时间 75~150 分钟。老年人应根据个人身体状况尽可能做有氧运动和肌肉强化运动;患慢性疾病的中老年人,若身体情况许可,可参照同年龄段人群的运动强度。

四、认知储备

储备是常用词,大家可能会关注国家的粮食储备、外汇储备,更会关注家庭的资产储备,却往往忽略了一个和中老年人生活质量息息相关的认知储备。

认知储备的前身是脑储备。研究发现,一部分病理诊断为阿尔茨海默病的患者,生前认知障碍不明显,这部分个体大脑重量更大,神经元数量更多。提示大脑具有一定的应对损伤、保持相对正常功能的能力,这种能力称为脑储备。脑储备可以通过颅脑磁共振检查来进行评价。近年来，为了强调认知水平的个体化差异，提出了认知储备的概念。认知储备是脑储备概念的补充，是大脑面对各种类型的损害、退化或疾病的打击时，维持认知功能的能力。这种能力可以最大可能地维护脑健康。

（李淑华）

第二节　影响脑健康的疾病

一、脑梗死

脑梗死是最常见的脑血管病，是局部脑组织由于缺血坏死引起的急性、局灶性脑功能缺损。可出现口眼歪斜、瘫痪、感觉减退、言语障碍、记忆力下降、尿便障碍、性格改变、精神症状、癫痫发作等临床表现。

脑梗死的救治时间窗非常窄，目前认为静脉溶栓的时间窗为4.5 小时，就是说从脑梗死患者发病，到静脉使用溶栓药物之间的时间不能大于 4.5 小时，这还要涵盖急诊查体、抽血、行头部 CT 检查排除颅内出血以及排查用药禁忌的时间。若错过这个时间窗，脑组织损害将难以逆转，如果坏死面积比较大，将会遗留严重功能残疾，降低患者的生活质量及预期寿命。所以对脑梗死患者而言，时间就是大脑，一旦出现可疑症状，应迅速就医，采取观望态度期望自己恢复，或长时间等待他人将自己送往医院的想法是错误的。

脑卒中"120"原则常用来初步判定是否患脑血管病。其中"1"指看脸有没有口角歪斜；"2"指看两个上肢是否有肢体无力；"0"指聆听是否有言语不清。一旦突然出现口眼歪斜、肢体无力、言语不清这三个症状中的任何一个，建议紧急到有溶栓条件的医院就诊，以免贻误诊治时间。

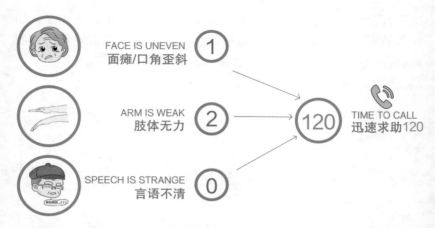

即使错过了静脉溶栓的最佳治疗时间，也应尽早急诊就诊。因为近年来研究及临床实践证实，对急性大血管闭塞发病不超过1天的脑梗死患者，综合评定后，符合条件者行血管内取栓治疗可以有机会让血管再通，挽救濒临死亡的脑细胞，保护脑功能，降低残疾率。

大部分脑梗死是可以预防的，可控制的危险因素包括以下十项：高血压、糖尿病、血脂异常、心脏疾病、吸烟、饮酒、饮食不当、超重或肥胖、体力活动不足、心理因素。在我国，约94%的脑血管病与以上危险因素相关。故积极控制危险因素，可以预防脑血管病。

脑梗死复发率较高，需要长期服用阿司匹林、氯吡格雷或抗凝药物预防复发。如果因其他疾病需要进行手术或其他创伤性操作，在手术或操作前一定要告知医生心脑血管病史，对血管情况进行详细评估，做好药物停用期间的治疗替代方案、麻醉及手术计划，尽可能减少围手术期脑梗死复发的风险。

二、帕金森病

帕金森病又名震颤麻痹，是常见的神经变性病，由帕金森医生于1817年详细描述。帕金森病的主要表现分为运动和非运动两大组症状。运动症状是帕金森病最先被描述的经典表现，主要包括动作缓慢、震颤、肌肉僵硬，姿势不稳及跌倒可见于疾病的中晚期。嗅觉减退、便秘、夜间大喊大叫、情绪低落等是常见的非运动症状，这些症状可在运动症状之前出现。随疾病进展，认知功能障碍、幻觉、疲劳等症状逐渐出现，影响患者运动、认知、行为及社会功能。

有些人觉得帕金森病目前无法根治，所以不想进行药物治疗。其实，药物可以改善大部分的运动症状，提高运动能力，改善生活质量。对大部分患者而言，早期药物治疗，可以获得"蜜月期"，这个时期内患者症状基本控制，生活工作能够基本正常。随病情进展，药物治疗方案也需要进行相应调整，建议定期随诊，根据自身需要与医生充分沟通，找到最合适的治疗方案。

随着疾病进展，药物治疗效果逐渐下降，如果经调整治疗方案后疗效仍不满意，脑深部电刺激（俗称脑起搏器）治疗可以让患者获得第二个治疗的黄金时期。自脑起搏器开始在临床使用，至今已有二十多年的时间。尽管脑起搏器治疗不能阻止疾病进展，但能够切实改善临床症状，提高生活质量，是药物治疗的有效补充，很多患者因此获益。为保障手术的效果，脑起搏器植入术前需要进行充分评估，核实诊断，排除手术禁忌。一般在植入术后 1 个月左右开机，开机后根据症状改善情况进行调控。

突然停止药物治疗或脑起搏器治疗可能引起高热、四肢肌肉僵硬、肾功能衰竭等严重情况，故无论何种治疗，都不宜骤停，若特殊情况需停用口服药物，建议在医生指导下逐渐减少剂量并停用。

三、神经系统感染

因病原微生物侵犯脑、脑膜及血管引起的急性或慢性感染性疾病，具有发病率高、病情进展迅速、致残致死率高的特点。常表现为头痛、发热、恶心、呕吐、反应迟钝、嗜睡，严重者昏迷甚至危及生命。可合并颈部僵硬、肢体瘫痪、行走不稳、语言障碍、记忆障碍、癫痫发作等。若发现发热伴以上症状，需紧急就医，以免贻误诊治的最佳时机，导致不良结局。

（李淑华）

第三节　认知障碍

一、认知功能

我们用眼睛欣赏蓝天白云，用耳朵聆听泉水淙淙，用鼻子体验花果飘香，用口腔品尝世间美味，通过皮肤感受寒来暑往。人们对这个世界的感知来自对外界信息的接收，所有接收后的信息都会传送至脑内，神经系统经过加工处理后会获得新技能、更新记忆信息，强化逻辑思维。人脑接受外界信息，加工处理并获得知识或应用知识功能称为认知功能。认知功能由多个领域组成，包括记忆、执行功能、语言、视空间、注意力等多方面。一个或多个认知功能域受损，称为认知障碍。

二、认知障碍表现

1. 记忆力减退　记忆力减退是常见的认知障碍。早期表现为近事遗忘，比如忘记刚刚发生的事情、刚刚说的话、反复问同一个问题、遗失有价值的物品、炒菜放两次盐、做完饭忘记关煤气等。远事遗忘一般发生在认知障碍疾病的晚期，患者往往忘记很久之前发生的事情，如忘记就读过的学校、学习过的职业技能、自己和家人的生日等。

因记忆力减退，在回忆往事时往往对地点或时间的记忆出现错误或混淆，如将大学里发生的事情回忆成中学里发生的事情。也会出现用完全虚构的事情替代遗忘的某段亲身经历的事情。出现类似情况时，需及时就诊以明确诊断。

2. 语言障碍　语言障碍是在神志清楚、意识正常、发音器官没有损害的情况下，大脑病变导致言语交流障碍。急性或慢性语言障碍均提示脑功能损害，主要表现为：理解能力减退，听不懂别人的话；语言表达困难，讲话费力、找词困难，仅能讲简单的词，且用词不当；

在没有视力障碍的情况下出现阅读困难；手部力量完好却不能写字；不能复述别人的话或不知道常见物品的名称。

3. 视空间障碍　视空间能力是指感受、辨别、记忆空间关系的能力和视觉的表现能力。视空间能力受损导致患者不能判断自身以及物品的位置及空间关系。主要表现为不能识别面孔或物体、穿衣服时分不清上衣与裤子或经常将衣服反穿、不能画简单的图形、不能判断地点及方向，导致经常迷路等。

4. 判断和解决问题的能力障碍　判断力是当遇到一件事物时，根据自身经验进行鉴别和决策的能力。认知障碍患者对自身认知障碍及其影响认识不足，往往会不切实际地高估自己的能力，或低估某些行为的危害性，做出可能伤害自己或他人的行为，如用手去碰触燃烧的火焰，或在驾驶时对交通安全判断错误等。

解决问题的能力主要为处理复杂问题的能力，比如计划去外地旅行，需要计划何时出发、订票、安排出行顺序，遇到问题解决问题并制订新计划等的能力。认知障碍患者解决问题能力下降，不能完成以前可轻松完成的事务，如安排出行、做饭、泡茶等。

5. 性格和行为障碍　性格障碍表现为和以前相比性格变得冷酷、自私、好斗、没有同情心、孤僻，或过度大方、热情等。行为改变可表现为举止幼稚、社会交往减少、饮食习惯改变、不修边幅、自制力降低、行为莽撞、易怒、暴饮暴食、囤积物品、对他人出言不逊、毫不掩饰地进行反社会行为（如入店行窃、妨碍交通）等，且对行为的后果漠不关心，部分患者个人信仰、政治信念、着装风格、行为方式等发生明显改变。

三、严重程度分级

根据严重程度认知障碍可分为主观认知下降、轻度认知障碍和痴呆三个阶段。

1. 主观认知下降　主要表现为个人感到自身认知功能持续下降，而各项认知功能检查却显示正常。这种现象在老年人中比较常见，其诊断需要依靠临床评价和神经影像学检查进行精确评估。

主观认知下降可能是痴呆的早期表现，可能与焦虑、抑郁、沮丧等情感因素有关。因有可能进展为轻度认知功能障碍或痴呆,如果存在主观认知下降,建议去记忆障碍门诊就诊,定期评估认知功能,以期尽早发现问题并予以干预。

2. 轻度认知障碍 1999 年 Peterson 提出轻度认知障碍的概念。轻度认知障碍指不影响日常生活能力,达不到痴呆诊断标准的记忆力或其他认知功能的进行性减退。50% 的轻度认知障碍患者 5 年后进展为痴呆,20%~30% 的轻度认知障碍患者 5 年后认知功能恢复正常,20%~30% 的轻度认知障碍患者认知功能保持稳定。听力下降和某些药物(如苯海索)可导致轻度认知障碍,此型轻度认知障碍早期是可逆的,但如果长期不纠正,则可能转变为不可逆性认知障碍,需加以关注。

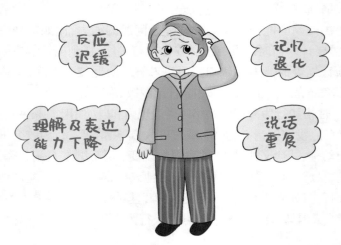

3. 痴呆 痴呆是多种病因导致的全面性、持续性智能障碍综合征,导致患者功能残疾,影响患者生活质量。

痴呆需要符合以下几点:

- 与以前相比,认知功能水平有所下降;
- 客观检查也可以证实 2 个以上认知领域受累及;
- 认知功能下降足以影响患者的社会、职业功能和日常生活;
- 认知功能下降不能用谵妄或严重的精神疾病解释。

（1）有些痴呆明确病因之后，经治疗可以显著改善或痊愈。主要包括颅内感染相关疾病导致的痴呆，维生素缺乏、甲状腺功能减退等代谢性疾病导致的痴呆，脑积水导致的痴呆，肝肾疾病导致的痴呆，重度抑郁导致的假性痴呆，苯海索等药物导致的痴呆等。

（2）有些痴呆是可以提前预防的。其典型代表是血管性痴呆，如果做好脑血管病的预防工作，降低脑血管病风险，就能降低血管性痴呆的风险。此外，酒精中毒也会损害认知功能，故限制饮酒或戒酒有助于保护认知功能。

（3）有些痴呆目前只能对症治疗。主要包括阿尔茨海默病痴呆、路易体痴呆、额颞叶痴呆、帕金森病痴呆以及遗传性脑血管病导致的痴呆等。随着医学的进步和新型药物的研发，相信在未来痴呆的治疗会有突破性进展。

四、相关检查

一旦出现健忘、找词困难、方向感差、行为或性格变化，请前往神经内科或记忆门诊就诊。因为多种疾病都可以引起认知功能障碍，所以认知障碍者需进行一系列检查，以评估是否诊断痴呆、痴呆的严重程度以及痴呆的病因。检查包括量表检查、血液学检查、影像学检查，必要时需要通过腰椎穿刺对脑脊液进行检查帮助诊断及鉴别诊断。

量表检查包括认知功能相关量表、情绪障碍相关量表、日常生活能力评价、精神状态评价等。这些检查可评估认知障碍域及其严重程度，并随访病情进展，协助评估治疗效果，在痴呆诊疗中具有重要价值，所以尽管耗时较长，仍鼓励患者积极配合完成。

五、预防

积极控制可控的危险因素，可以降低痴呆风险，保护脑健康。常见的可控危险因素包括受教育时间短、听力丧失、脑外伤、高血压、饮酒、肥胖、吸烟、抑郁、社会退缩、运动锻炼少、糖尿病、空气污染等。

在群体层面重视儿童及青少年教育、对高危职业加强脑损伤防护、减少空气污染、控制吸烟、完善公共健康体系、控制高血压等有助于痴呆的预防。在个人层面,将收缩压控制在 130mmHg 之下,纠正听力丧失、避免饮酒过量、预防脑外伤、戒烟、减肥、坚持运动锻炼等有助于痴呆的预防。

(李淑华)

第四节 阿尔茨海默病

一、阿尔茨海默病历史

1907 年德国精神病学和病理学教授爱罗斯·阿尔茨海默报道了一个病例,该病例是一位女性,因猜疑、记忆力下降、在家里不能分辨方向并存在被害妄想入住精神病院。入院后发现患者有时间及地点定向力障碍、记忆力严重下降、听理解障碍、找词困难、阅读障碍、书写障碍、存在被害妄想、听幻觉,逐渐进展至精神错乱、大喊大叫、不配合检查及治疗。认知障碍逐渐加重,并于发病后 4.5 年去世。脑病理学检查发现弥漫性的脑萎缩,皮层大量神经元减少,银染可见明显的神经原纤维缠结以及难以染色的斑块。阿尔茨海默医生认为这是一个与当时已知疾病不同的特殊疾病。

1910 年德国精神科医生和病理学家 Emil Kraepelin 提出该病是一个独立的疾病,并以阿尔茨海默医生的名字命名为阿尔茨海默病(Alzheimer disease,AD)。至此,拉开了探索 AD 的序幕。

二、家族性阿尔茨海默病

大多数阿尔茨海默病没有家族史,是散发的。5%~10% 的阿尔茨海默病是家族性的,这部分患者往往发病年龄较早,称为早发性、家族性阿尔茨海默病。大部分早发性、家族性阿尔茨海默病是常染色体显性遗传。

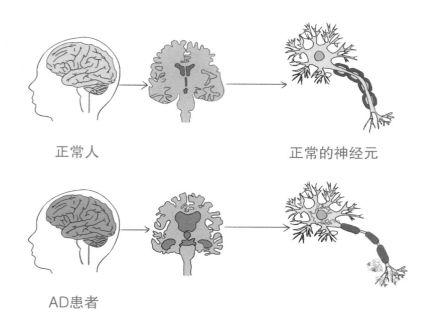

正常人　　　　　　　　　　　　正常的神经元

AD患者

常染色体显性遗传阿尔茨海默病患者子女有 50% 的机会患病。所以其子女往往因担心会遗传给自己的孩子而陷入焦虑，或决定不要孩子。这种担心可以理解，但应该与有经验的神经内科医师及产科医师充分咨询后再决定。目前基因检测及产前诊断能力明显提高，如果基因检测结果显示家族性阿尔茨海默病患者子女未携带致病基因，那么就不用担心；如果基因检测为致病基因携带者，需要与产科医师沟通产前诊断相关事宜。

三、临床表现

1. 典型 AD 的认知障碍表现　　记忆障碍是典型阿尔茨海默病的首发表现，最初主要累及近期记忆，提示无帮助，学习新知识困难，与运动技巧相关记忆较少累及。表现为健忘，刚用过的东西随手即忘，日常用品丢三落四。刚说过的话或做过的事转眼即忘，反复说同样的话或问同样的问题。凡事需别人提醒或依赖"备忘录"，随病程进展，远期记忆也逐渐受累，为了弥补记忆方面的缺损，有的患者以虚构或错构来填充记忆的空白。

2. 不典型 AD 的认知障碍表现 约 15% 的 AD 患者不以记忆障碍为首发症状,但 AD 生物标记物检查提示患者存在与 AD 一样的病理改变,称为不典型阿尔茨海默病。主要临床表现如下:

(1)视觉感知障碍:患者不能识别物体、符号、单词、面孔,在凸凹不平的路面走路困难。

(2)空间判断障碍:患者不能判断距离和速度,导致行走、阅读困难,不能识别左右手,不知道每个手指的名称,不能辨认同时出现的多个物体,不能按指令视觉追随移动的物体。

(3)单词提取困难:语义、句法和整体语言表达能力正常,但有单个词的提取困难或语句复述困难。

(4)行为改变:不能完成原来可以胜任的较复杂的活动,比如购物、使用电器等。不能控制自己的行为,比如与家中小孩抢吃抢喝、或购物交款时不知道排队等。情感淡漠,对周围事物兴趣减退等。

这些患者早期可以表现为以上四组症状中的一组,之后记忆障碍、其他认知功能障碍逐渐出现,最终影响患者的日常生活及工作。因临床症状不典型,早期仅依靠临床表现难以和其他类似疾病鉴别,故需要加以重视。

3. 精神行为异常 最初表现为主动性不足、活动减少、孤独、对新环境难以适应、自私、对周围环境兴趣减少、对人缺乏热情。之后兴趣越来越窄,对人冷淡,甚至对亲人漠不关心,不负责任,情绪不稳,易激惹,因小事而暴怒,训斥或殴打家人等。进而缺乏羞耻及伦理感,行为不顾社会规范、不修边幅、不讲卫生、拾捡破烂、取他人之物据为己有、甚至出现性行为异常等。也可出现幻觉、妄想等精神症状,以及饮食、睡眠障碍等。

4. 日常生活能力变化 AD 痴呆患者由于记忆、判断、思维等能力的衰退而造成日常生活能力明显下降,最初患者可能表现为不能独立理财、购物,逐渐可能无法完成既往熟悉的活动,如洗衣、下厨、穿衣等。严重者个人生活完全不能自理。

5. 进展期 AD 的表现 随疾病进展,患者逐渐出现时间、地点定向障碍,导致在熟悉的地方迷路。思维迟钝缓慢,抽象思维能力下降,不能区分事物的异同,不能进行分析归纳,不能完成或胜任已熟悉的工作和技术,最后完全丧失生活能力。也可出现找词困难、用词不当、赘述、阅读困难、命名困难等语言障碍,晚期患者仅能发出不可理解的声音,或缄默不语。

四、早期识别

以下 10 个症状是 AD 常见的早期症状。

(1)影响日常生活的记忆力下降:比如忘记最近学习的知识、重要的约会、反复问同一个问题、依赖记事本或家人提醒才能完成以前完全可以胜任的事情。

(2)计划和解决问题的能力下降:比如不会做饭、不能付款、做事情耗时明显延长。处理熟悉的事情困难,比如不能开车去熟悉的地方、不能列购物单、不能回忆以往熟悉的运动项目规则。

(3)时间和地点混乱:比如记不清日期、季节、自己在哪里。视觉信号和空间关系的理解障碍,比如保持平衡困难、阅读困难、判断距离困难、判断颜色困难,增加驾驶风险。

(4)语言障碍:比如在交流时突然停止沟通,不知如何继续交谈,或不停地重复自己的事情,可能有找词困难,命名困难,比如将手表称为"手钟"。

(5)不合理放置物品:患者往往将东西放在不合适的地方,比如将熨斗放在冰箱里,经常丢失物品,但不能原路返回去寻找,经常指责他人偷盗自己的财物。

(6)判断力下降:比如付款时不会算账、不能正常梳洗打扮。

(7)退缩:因交流困难,导致患者拒绝参加社会交往、兴趣爱好减少。

(8)情绪和性格改变:比如抑郁、焦虑、心烦、多疑等。

(9)理解力和安排事务的能力下降:如不能读懂信件、不能安排假期家庭聚会。

(10)视空间障碍:失去方向感,容易迷路。

如果出现以上任何一个症状，建议及时就诊，尽早明确诊断并予以治疗。

五、与年龄相关认知损害的区别

随年龄增长会出现年龄相关的认知损害，表 10 可以与 AD 痴呆区分。

表 10　阿尔茨海默病痴呆的表现和年龄相关的认知损害鉴别表

	阿尔茨海默病痴呆	年龄相关的认知损害
记忆力	下降，并影响日常生活	有时忘记名字或约会，但事后能够想起，不影响日常生活
判断力	判断力和解决问题能力损害，如不能做饭、不会结账	偶尔在结账时有错误
处理熟悉事物	不能列购物清单或做财务预算	偶尔需要帮助
定向力	记不清日期或季节	可能记不住日期，但之后能够回忆起来
语言	交流困难	有时记不住词，但交流无明显障碍
不合理放置	放置物品位置错误，经常丢失物品，且不能原路返回寻找丢失的物品	可以合理放置物品，有时丢失物品，但可原路返回寻找

六、早期诊断方法

在出现典型临床症状前 10~20 年，AD 患者脑内病理改变已经开始。根据认知障碍的严重程度及其对日常生活的影响，阿尔茨海默病分为痴呆前阶段（包括临床前阶段和轻度认知障碍期）及痴呆阶段。如果在轻度认知障碍阶段诊断 AD，将有机会阻止疾病进展，为将来的疾病修饰治疗提供最佳治疗窗，而该阶段的诊断，需要依赖生物标志物的支持。

目前对 AD 诊断最具价值的生物标志物是 β 淀粉样蛋白。β 淀粉样蛋白在大脑皮层的特定部位沉积后,导致神经元变性坏死,像橡皮擦一样逐渐擦除人脑内储存的记忆及其他认知能力,从而导致 AD 的发病。

通过腰椎穿刺术取几毫升脑脊液检测 β 淀粉样蛋白,明确有无脑内异常 β 淀粉样蛋白的沉积,协助 AD 诊断。有人担心腰椎穿刺术会对人体造成严重损害,其实这种担心没有必要,腰椎穿刺术是神经内科的常用操作,对多种疾病的诊断及治疗效果评价具有不可替代的作用,在充分控制适应证及禁忌证的情况下,这项操作是安全的。

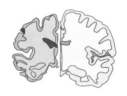
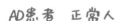
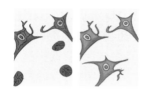

AD患者　正常人　　　AD患者　正常人　　　β淀粉样蛋白(Aβ)

除脑脊液检查外,β 淀粉样蛋白 PET 扫描也可以协助评估 β 淀粉样蛋白在脑内的沉积情况,有助于 AD 的早期识别。除 β 淀粉样蛋白相关检查外,tau 蛋白相关检查、颅脑磁共振检查以及 18 氟脱氧葡萄糖 - 正电子发射断层扫描(FDG-PET)检查也有助于评估神经变性严重程度及疾病进展情况。

七、就诊注意事项

如果存在上述记忆、语言、视觉、空间、行为等障碍,建议去神经内科或记忆障碍门诊就诊。就诊前患者及其照料者可初步回忆记忆障碍或其他认知障碍出现的大致时间、是否伴有精神或行为异常、日常生活是否受影响。就诊时最好有共同居住者或熟悉患者病情的照料者陪同,尽可能提供全面的信息。如果患者曾经出现迷路或有方向感较差的表现时,就诊过程需持续保障患者有人陪伴,不要让患者独自一个人等待或行走,以免走失。

进行认知功能检查时,照料者需要在检查过程中保持沉默或可以短暂离开检查室,不要替患者回答问题或指责患者回答错误,以免影响评估结果。

评估结束后,需要和医生沟通诊断及治疗的相关事宜。根据医生的建议进行相关检查以明确诊断。导致痴呆的原因有很多,血液学检查及影像学检查非常必要,有助于进行 AD 的诊断及鉴别诊断。希望家人积极配合医生与患者进行沟通,鼓励患者完善相关检查。

八、药物治疗

迄今尚未发现能阻止 AD 进展的特效药物,故其治疗以对症治疗为主。目前国内 AD 治疗药物有三大类,可根据患者认知功能严重程度、肝肾功能及心脏情况等综合评估,选择适合患者的治疗药物。

1. 胆碱酯酶抑制剂 作用机制为抑制胆碱酯酶的活性,减少乙酰胆碱降解,增加突触间隙乙酰胆碱水平,从而改善认知功能。胆碱酯酶抑制剂对轻、中、重度 AD 痴呆均有一定的疗效。常用药物是多奈哌齐、利斯的明、加兰他敏和石杉碱甲。

2. N-甲基 D-天冬氨酸(NMDA)受体拮抗剂 该类药物可阻止 NMDA 受体过度激活以及钙离子内流,有助于恢复突触功能,从而改善认知障碍。目前国内这类药物有盐酸美金刚。

3. 甘露寡糖二酸 该药物通过改善肠道菌群失调、抑制异常菌群代谢产物积聚、减轻肠来源免疫细胞中枢浸润,减轻脑内神经炎症,抑制脑内 β 淀粉样斑块形成,改善认知障碍。

阿杜卡奴单抗(Aducanumab)是一种人抗 β 淀粉样蛋白单克隆抗体,可结合可溶性和不溶性聚集形式的 β 淀粉样蛋白,其效应功能使得免疫细胞介导 β 淀粉样蛋白聚集体的清除,从而修饰疾病病理进程、改善临床症状。经 FDA 批准于 2021 年在美国上市,尚未在我国上市。

需要注意的是,因目前所有药物均不能阻止疾病进展,在治疗开始阶段可能认知功能有所改善,但认知功能下降的总体趋势难以逆转,所以要对治疗效果有一个合理的预期。期望 AD 痴呆患者服药后症状完全消失或完全不进展的愿望是美好的,也是未来科学家和临床医生努力的方向。

因患者存在遗忘,可能会导致不能按时吃药或吃药过量,所以照料者应对阿尔茨海默病的药品进行管理。每天提醒患者服药,并督促不要超量。如果家中有安眠药或抗精神类药品,建议将这类药品妥善保管,仅留当天需要服用的药品在外,其他备用药品最好收纳至有锁的柜子或抽屉中,确保患者不过量服用这两类药品。

九、非药物干预

认知干预可以保留或改善轻中度 AD 患者的认知障碍,利用其残留的学习和记忆能力,通过认知训练、认知刺激和认知康复等手段,引导患者更好地完成实际生活中的任务,改善认知功能,提高日常生活能力,减轻照料者负担。

AD 患者往往伴有较重的精神行为障碍,抗精神药物治疗效果有限,且有一定的副作用。对这部分患者可在身体状况许可的情况下进行适当运动、多与患者沟通、减少活动环境的复杂性,采用认知行为疗法、心理动力治疗、光照疗法等方法缓解患者的抑郁、焦虑情绪,减轻精神症状。

(李淑华)

第八章　慧吃慧喝惠健康

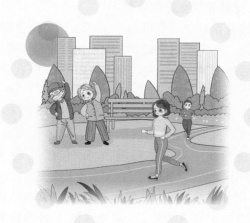

第一节　最佳营养法则

一、营养物质有哪些

人体无论是健康还是疾病状态,都需要摄入营养物质(又称营养素)来支撑,而营养素大多数情况下需要从饮食中获得。也就是说,身体的营养主要靠摄取食物来满足。而吃进去的食物,还要经过良好的消化、吸收、代谢和排泄,食物中的营养素才能被身体利用,任一环节出现问题都会影响营养的供应。人体正常生命活动的维持需要营养,而疾病康复更需要良好的营养。

人体所需的营养素主要有蛋白质、脂类、碳水化合物、矿物质、维生素和水六大类。其中蛋白质、脂类、碳水化合物身体需要量较大,在食物中占比也很大;矿物质、维生素身体需要量较小,在食物中占比也较小。

1. **蛋白质**　蛋白质对身体生长发育、组织修复、体内各种物质的转运至关重要。同时,也是构成激素、酶、抗体和神经递质的基础物质。最好的蛋白质主要来自鸡蛋、大豆(包括豆浆、豆腐)、肉类、鱼,以及藜麦、种子类蔬菜(如豌豆、蚕豆)、小扁豆等。

2. **脂类**　即脂肪类,有两个基本类型:饱和(固体)脂肪和不饱和脂肪。饱和脂肪不是人体必需,主要来源于肉类和乳制品(如奶油);不饱和脂肪对大脑、神经系统、免疫系统、心血管系统和皮肤组织是必需的,主要来源于坚果、鱼和种子油(如花生油、芝麻油、葵花籽油、核桃油、亚麻籽油等)。

3. **碳水化合物**　碳水化合物是人体生命活动的主要能量来源。主要包括两类:一类如糖、蜂蜜、麦芽糖、甜食、精白面粉等精制加工食物,很容易被消化、吸收,能快速升高血糖,但也很快出现能量下降,引起饥饿感。另一类如谷薯类食物(包括全麦、燕麦、黑麦、藜麦、大米、小米、玉米)、蔬菜、水果(香蕉、枣、葡萄干除外)含有更复杂的碳水化合物和膳食纤维,消化、吸收相对比较缓慢,进食后不容易出现饥饿感,并可以维持相对稳定的血糖水平。

4. 水　水是身体最重要的营养物质,通常体重的 2/3 是水贡献的。因此,人体每天需要从饮食中获得至少 1L 的水分才能维持身体正常运转。水果、蔬菜含水量高达 90%,且很容易被人体吸收。

5. 维生素和矿物质　维生素和矿物质具有平衡激素、制造能量、增强免疫功能、维护皮肤健康、保护血管、抗衰老、抗癌等重要作用。身体所需维生素种类很多,主要包括 A、B、C、D、E、K;矿物质主要包括钾、钠、钙、镁、磷、铁、硒、锌等。不同食物含有不同的维生素和矿物质,应保持食物多样化。

二、怎么吃最科学

1. 食物多样化　不同食物含有不同营养物质,食物品种多,营养才能更全面。每天的膳食最好包括谷薯类、蔬菜水果类、畜禽鱼蛋奶类、大豆坚果类等食物。平均每天摄入 12 种以上食物,每周 25 种以上为好。

2. 食物要均衡　每天 12 种以上食物并不意味要均量摄入,而是根据食物的营养素和释放能量的快慢来决定哪些食物为主食,哪些食物为辅食。其目的既要保持身体摄入全面、足量的营养素,又要尽量保持血糖水平平稳,不要波动太大。

(1)主食:谷薯类。谷薯类食物能快速提供人体生命活动的能量,维持旺盛精力,所以是餐桌上的主食,应占全部食量的 20%~40%。具体包括米、面、杂粮、薯类,主要提供碳水化合物、蛋白质、膳食纤维、B 族维生素及矿物质。

(2)辅食 1:蔬菜水果类。蔬菜水果可以大量提供维生素、矿物质、膳食纤维和水,是辅食的主要部分,应占全部食量的 25%~50%。其中水果相对于蔬菜含糖量较高,应适当控制。

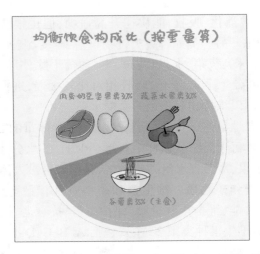

（3）辅食 2：肉、蛋、奶、坚果类。肉、蛋、奶、坚果、豆制品主要提供人体所需要的蛋白质、脂肪、矿物质。其消化吸收时间较慢，饱腹感好，缓慢释放能量，缓慢升高血糖，与谷薯类、蔬菜水果类互补，形成次第释放能量的食物链，有效维持体内血糖水平平稳，是辅食中不可或缺的重要成分，应占全部食量的 15%。总之，蛋、肉、大豆、花生以及其他坚果类富含蛋白质、脂肪，其摄入应该占每餐食物总量的1/3，或总能量的 30%~35%。

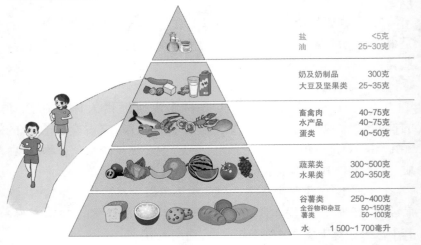

3. **粗细应搭配** 食物粗、细的区分主要在于膳食纤维的含量。膳食纤维的益处：促进排便，减缓血糖升高，减少肠道炎症。全谷类、薯类、蔬菜、水果、坚果、种子、菜豆等完整的食物属于高膳食纤维食物，每人每天都应该适量吃一些。具体吃多少要根据每个人肠胃功能决定。经常胃疼、胃胀、消化不良的人，适当少吃上述高纤维食物。胃功能尚好，肥胖、糖尿病、便秘患者应适当多吃。精制、精白、过度烹饪常可破坏食物营养，应尽量避免。

4. **饮食应清淡** "清"指油脂总量要控制，成人每日进油总量控制在 30g 以下。除了炒菜用油外，也要注意花生、瓜子等摄入的油脂。其中每 500g 花生米相当于 100g 油，每 500g 瓜子仁相当于 125g 油。"淡"不仅指盐要少放，成人每日盐的用量应控制在 5g 以下，同时糖、辣椒、味精等调味品也要尽量少放。原汁原味的食物才是最健康的。

5. **寒热依体质** 每个人适合吃什么，不仅要考虑食物的营养素，还要考虑食物寒、热、温、凉的特性。

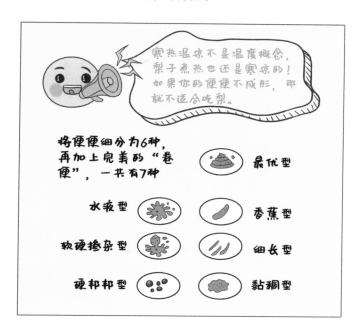

人有九种体质,除了平和质外,气虚质、阳虚质、阴虚质、痰湿质、湿热质、血瘀质、气郁质、特禀质都需要特别关注自己的饮食。其中气虚质、阳虚质常表现为阳气不足、怕冷,应避免食用寒凉类食物;阴虚质、气郁质体内容易有热,应避免食用容易上火的食物;痰湿质、湿热质体内有痰湿,应避免食用甜、黏、油腻的食物;特禀质即容易过敏的体质,应避免食用发物,以及对自己特异性敏感的食物。

三、想吃什么不一定就是缺什么

有人说:想吃什么就是体内缺什么,应该多吃!事实并非如此。一个人喜欢吃什么,不仅与小时候某种食物的美好体验形成的记忆有关,还与后天成长过程中的饮食习惯有关。比如由于工作压力大出现疲劳时,开始饮用咖啡、浓茶、可可等提神,久之成瘾,对此依赖,如同香烟一般难以戒断。具有类似作用的食物还有各类甜品以及可乐、能量饮料。如果不加以控制,就会使人肥胖、血糖升高、骨质疏松,甚至使人冷漠、沮丧、疲惫、反应迟钝。所以,在适度兼顾个人食物偏好的基础上,应尽量保持食物多样和饮食均衡。

四、吃得越多营养就越丰富吗

一般来讲,吃得越多营养就越丰富。但吃进去的食物能否变成有益于身体的营养,取决于消化、吸收功能。中老年人肠胃消化吸收功能减退,加上牙齿残缺或牙龈病变,不能很好咀嚼食物,所以即使与年轻人吃同样食物,其吸收到体内的各种营养素也远不如年轻人,因此老年人不但不应少食,还应该注意每日添加鱼、肉、蛋、奶等优质蛋白质,同时也要注意一定量的油脂、蔬菜、坚果、水果,以保证营养摄入全面而足量。但如果吃得过多,超出自己的消化能力,造成食物积滞,吃进去的营养反而不能被身体吸收利用,并有可能导致疾病。

(贾德贤)

第二节　"慧"吃就是食疗

一、更年期该怎么吃

更年期常见症状为失眠、潮热、烦躁焦虑、记忆力减退、经常头痛、骨质疏松、逐渐衰老等。其中最困扰的是失眠、潮热。现代医学认为所有这些问题均由于雌激素水平下降、自主神经功能失调所致。中医则认为主要由肾精亏虚引起。肾虚是更年期的共性问题,但具体到每个个体,又可分偏肾阳虚型、偏肾阴虚型、肾虚兼气虚血瘀型、肾虚兼气血不足型等。所以各自表现并不完全一致,有人潮热但伴随脚冷腿冷;有人潮热伴随脚热,睡觉时喜欢把脚伸到被子外面;有人口干想喝水,有人口干不想喝水。所以要找到适合自己的解决方案。

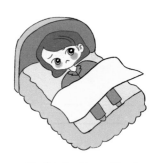
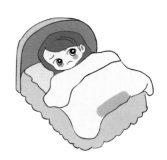

面部潮热、脚热　　面部潮热、脚冷腿冷

更年期是女性的必经之路,是随着年龄变化而出现的正常生理调节阶段。如果出现明显不适,应该及时就医,并通过良好生活方式来坦然应对。我国自古就有"药食同源"深厚的理论和丰富的实践,食物也可起到滋补肾精以及类雌激素样作用,可辅助安神、缓解潮热汗出等症状。所以智慧地吃饭,就是"食疗"。

1. 均衡饮食,关护激素 一般 60 岁之前消化吸收功能虽然有些下降,但仍处在壮年阶段,各类饮食都可以被很好地消化吸收。因此在坚持均衡饮食原则基础上,挑选蛋白、蔬菜、水果、饮品时,适当倾向于富含黄酮类、其他有类雌激素样作用的食物、有助于减缓更年期症状的食物。黄酮类物质具有类雌激素样作用,可降低血管脆性,改善血管弹性;降低总胆固醇,降低血脂水平;减少血小板聚集,预防血栓形成,改善微循环;保肝;抗菌、抗病毒;提高机体免疫力;抗氧化、抗衰老;抗过敏;活化细胞功能等。属于中医补肾、补益气血、活血化瘀的范畴,有些还具有镇静、安眠作用。列举口味、气味俱佳,适合大多数人的常用之品如下:

(1) 食物类:黄豆、黑豆、青豆、豆浆、豆腐(干)、腐竹、豆豉等豆制品。

(2) 蔬菜类:洋葱、胡萝卜、西红柿、芹菜、葱、西蓝花等。

(3) 水果类:蓝莓等浆果类、樱桃、柑橘类、苹果、香蕉、香瓜、菠萝、葡萄。

(4) 饮品类:茶总体属寒凉之性,发酵过的茶寒凉之性减弱。酒(红酒少量)总体属温热之性。

(5) 药食两用类:蜂胶、蜂花粉、蜂王浆、黄芪、人参、党参、西洋参、当归、熟地黄、阿胶、枸杞子、覆盆子、桑叶、菊花、葛根(葛根粉)、陈皮、山楂、大枣等(寒热属性见表 11)。

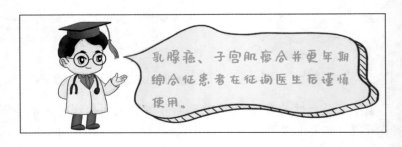

乳腺癌、子宫肌瘤合并更年期综合征患者在征询医生后谨慎使用。

表 11 常见药食两用类寒热属性及功效

名称	属性	功效	食用方法	每日常量 /g	注意事项
黄芪	温性	补气、利水、活血	煮茶、炖肉汤	9~30	容易上火，小量开始
人参		补气、安神、健脑	煮茶、炖肉汤、口嚼	3~9	
蜂王浆		提高免疫力、促进睡眠、降糖、降脂、降压	与蜂蜜搅匀后温水冲服，或直接含服	2~5	不能用茶水冲服；水温不超过70℃
当归		补血、活血、润肠	与大枣煮汤，或炖肉汤	6~12	大量可引起腹泻
熟地黄		补精血、补肾阴	单独或与黑豆煮汤	9~15	大量可影响食欲
大枣		补气、补血、安神	蒸熟直接吃，或煮汤、炖肉	6~15	大量可引起腹胀
覆盆子		补肾、养肝、固精缩尿	煮茶、炖汤	6~12	小便灼热、排尿涩痛者忌用
陈皮		理气健脾、化痰、助消化	煮茶	3~10	—
山楂		消食健胃、散瘀、降脂、降压	鲜食、糖葫芦、煮汤	9~12	胃酸多者慎用
蜂胶	平性	提高免疫力、抗衰老、护肝	用水、汤、粥等送服	按照产品说明服用	—
蜂花粉		提高免疫力、抗衰老、调节血脂、防便秘	用蜂蜜水、果汁、稀粥等冲服	10~15	—

续表

名称	属性	功效	食用方法	每日常量 /g	注意事项
党参	平性	补气、补血、生津止渴	煮茶、炖汤	9~30	—
阿胶		补血、滋阴	加黄酒蒸化后用水冲服；或以零食食用	3~9	不能直接上火水煎
枸杞子		滋补肝肾、明目	嚼服、炖汤、与菊花同泡茶	6~12	—
西洋参	寒凉性	补气养阴、生津止渴	口含服、煮茶、炖汤	3~6	—
桑叶		散风热、润肺、平肝、清热、明目	煮茶	5~15	—
菊花		散风热、平肝、清热、明目	煮茶	5~15	—
葛根		解热、生津止渴、活血通络、解酒毒	葛根粉冲服，或炖汤	10~15	—

　　一般潮热或不潮热伴脚冷腿冷、口干不想喝水者，从表11中选择偏温性的食物或药食两用之材；潮热、面部烘热伴手脚发热者，从表11中选择偏寒凉性的食物或药食两用之材。

　　2. 管控失眠，"吃喝"帮忙　　失眠分很多类型，药物如何治疗需要医生决定，食物辅助治疗自己即可操作。酸枣仁、柏子仁、芦根、丹参、灵芝、天麻、西洋参、菊花、百合、莲子肉、龙眼肉、大枣、薏苡仁(薏米)、茯苓均为国家颁布的药食两用名录中的中药，也是味道不错、性质平和、安神效果良好的食材，可以常用、多用。

　　推荐食材使用方法举例：

　　(1)粥方1：炒酸枣仁(打粉)30g，炒小米或炒大米30g(磨粉)，山药粉15g，加水煮粥，睡前半小时服用1次。大便偏干者，加入柏子仁粉 15~30g,同用。

（2）粥方 2：炒酸枣仁(打粉)30g,百合 30g,小枣 5~10 枚,加水煮粥,睡前半小时服用 1 次。

（3）冲服方 1：炒酸枣仁粉 30g,加入果汁、牛奶、豆浆、菜汤、米粥均可,睡前半小时服用 1 次。

（4）冲服方 2：炒酸枣仁 30g,打细粉；竹叶或淡竹叶 6g,水煎 5 分钟,代茶；用竹叶茶送服炒酸枣仁粉,睡前 30 分钟,每日 1 次。

（5）冲服方 3：灵芝(打粉)6~10g,睡前 30 分钟用米汤或白开水送服,每日 1~3 次。

（6）茶方 1：炒酸枣仁 15~30g,天麻片 10~15g,苦荞袋茶 1 袋,煮汤代茶饮,不拘时,每日 1~2 料。可以根据自身情况,稍加冰糖或红糖调味。

（7）茶方 2：炒酸枣仁 15~30g,百合 30g,莲子肉 15~30g,煮汤代茶饮,不拘时,每日 1~2 料。可以根据自身情况,稍加冰糖或红糖调味。

3. "出汗"烦人,"吃喝"讲究 更年期综合征由于雌激素水平降低,血管舒缩功能不稳定,因此反复出现短暂的面部、颈部、胸部皮肤阵阵发红,伴有烘热、汗出。中医将白天汗出诊为"自汗",主要由于气虚、湿阻所致；睡眠中出汗诊为"盗汗",主要由阴虚、血热所致。自汗多,常伴有疲乏、心悸之症；盗汗多,影响睡眠,进一步导致头痛、烦躁、头晕、耳鸣、口干、乏力等。自汗应选择补气、利湿之品,同时适当加酸涩味药食两用之材,以增强止汗作用；阴虚、血热应选择滋阴、凉血、生津之品,但同时也需要补气、安神。

自汗推荐：黄芪、人参叶、人参、西洋参、党参、白术、太子参、沙参、浮小麦、酸枣仁。

盗汗推荐：藕汁、荸荠汁、五味子、山茱萸、覆盆子、乌梅、玉竹、浮小麦、石斛、百合、麦冬、酸枣仁、龙骨、牡蛎等。

推荐食材使用举例：

（1）自汗茶方 1：生黄芪 6g,党参 6g,浮小麦 30g,酸枣仁 15g,水煮代茶饮,不拘时,每日 1~2 料。可多次煎煮,味淡后弃掉。

(2) 自汗茶方 2：人参叶(或西洋参)6g,乌梅 6g,浮小麦 30g,酸枣仁 10~15g,水煮代茶饮,不拘时,每日 1~2 料。可多次煎煮,味淡后弃掉。

(3) 自汗茶方 3：人参 3~6g,山茱萸 3~6g,炙甘草 3g,水煮代茶饮,不拘时,每日 1~2 料。可多次煎煮,味淡后弃掉。用于出汗较严重者。

(4) 盗汗茶方 1：煅龙骨 15g,煅牡蛎 6~15g,水煎 30 分钟,去渣取水煎液；以水煎液煎煮人参叶 6g、党参 10g,15 分钟。代茶饮,不拘时,每日 1~2 料。

(5) 盗汗茶方 2：覆盆子 10~15g,生酸枣仁 10~20g,人参叶 3~6g,水煎 20 分钟代茶饮,不拘时,每日 1~2 料。可多次煎煮,味淡后弃掉。

(6) 盗汗茶方 3：五味子 6~10g 打粉,以鲜藕汁、鲜荸荠汁各 20~50 毫升送服五味子粉即可,睡前半小时服用。

以下食材容易诱发潮热出汗,不推荐使用：

- 厚重饮食：高蛋白、高脂肪、黏糕类不容易消化食物,食之容易引起食积化热,撑胀不适。

- 辛辣食物：辛辣食物如各类酒、辣椒、胡椒、花椒、芥末等,都具有发散、行气作用。食之稍多,容易引动或加重潮热。

- 油炸食物：食物经高温油炸后,营养成分大部分被破坏,同时食物特性也变得越来越温燥,食之容易上火。

- 嗜食坚果：坚果营养丰富,推荐每日适量食用。但坚果类热量很高,本身特性也属温热,大量食之容易造成内热积聚。

- 温热性食物：龙眼肉、榴莲、荔枝、鹿肉、羊肉等,特性温热,食之容易上火。

4. 零食有时也惹祸　零食味美,食之上瘾。但常常为油炸食品或添加剂偏多,与糖、盐、脂肪有关,长期、大量食之,不利于健康。有人酷爱嗑瓜子,吃花生,咀嚼坚硬的东西时间比较长,容易引起咬肌兴奋。食物入胃,再次激发消化道运动,容易影响入睡,并诱发潮热、汗出。因此,入睡前至少 2 小时,尽量不要进食,尤其不要嗑瓜子、嚼口香糖。

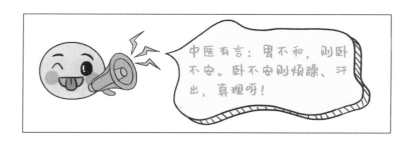

中医有言:胃不和,则卧不安。卧不安则烦躁、汗出,真理呀!

二、步入老年该怎么吃

步入老年阶段,表现为整体机能的减弱或衰退,包括皮肤老化、血管老化、骨骼老化、肌肉丢失以及消化功能、代谢功能、排泄功能、调节功能、记忆力减退,对新事物和新环境的适应能力减退等。完全阻止尚乏其术,但延缓衰老确可有所作为。吃好,提供对的营养;吃对,利于吸收和排泄。把控好机体的一进一出,就赢得了抗衰老的一大半。因此老年人在"吃"方面需要重点关注以下问题。

1. 食物松软,易于消化吸收　老年人咀嚼功能下降,加之胃肠蠕动减慢,消化液分泌减少,所以食物在适当粗细搭配的基础上以细、软为主,烹制食物要多于生鲜食物。如果粗纤维、粗粮吃多了,会造成老年人消化不良,出现腹胀、打嗝、嗳气等症状。

2. 增加蛋白质和铁,预防营养不良和贫血　老年人由于各个器官功能低下,运动量减少,代谢变慢,对食物的味觉感知力下降,常常出现食欲不佳,没有饥饿感,对食物利用率不高,不知不觉就出现了营养不良和贫血,发病隐匿,没有明显感觉。所以老年人更应注意每日适量增加蛋白质的摄入,瘦肉、禽、蛋、鱼等动物蛋白为首选,奶及奶制品、大豆及豆制品(包括豆浆)也是蛋白质的很好来源;每 1~2 周加入 1 次动物血、动物肝脏,以增加铁和维生素 A 的摄入。其他富含铁的食物还有虾、豆类、松子、葡萄干,以及菠菜、芹菜、油菜、韭菜、黑木耳、番茄、海带、核桃、芝麻酱、红枣等。

3. 补充维生素 D 和钙,预防骨质疏松和酸痛 维生素 D 能促进钙的吸收,对骨的形成、防止钙流失具有重要作用。人体维生素 D 绝大部分是身体接触阳光中紫外线由皮肤合成,少部分来自食物,海鱼、动物肝脏、蛋黄、奶油、奶酪等含量较高(表 12)。为预防和延缓骨质疏松及由此带来的关节、肌肉酸痛,天气晴好时,应经常进行户外活动,接受阳光沐浴。天气不好或活动不方便时,要及时补充维生素 D。维生素 D 的补充应以食物补充为主,鱼肝油等保健品为辅。老年人维生素 D 的推荐摄入量 10μg/d。

表 12 常用食物维生素 D 含量(每 100g 可食部)

名称	含量 /IU	名称	含量 /IU
鳕鱼肝	8 500	燕麦片	136
熟猪油	2 800	豆浆	117
鲑鱼、三文鱼	988	奶油	100
鲱鱼、沙丁鱼	216~384	鸡肝	67
金枪鱼	268	牛奶	41
牛奶巧克力	167	羊肝	23
鸡蛋黄	158	牛肝	19

注:400IU=10μg。

钙是骨质形成的主要原料,因此钙的摄入对预防骨质疏松至关重要。人体钙的获取可以来自饮食,也可以来自各种钙补充剂。饮食中的钙既容易被人体高效吸收利用,又没有钙片可能引起的胃不舒服和便秘,所以鼓励大家尽量从食物中获得。如果从饮食中获取钙不容易,达不到 1 000mg/d,则需要选用钙强化食品或钙补充剂。含钙比较高的食物有石螺、发菜、虾、豆及豆制品、黑木耳、奶及奶制品、瘦肉、坚果类、绿色蔬菜、各种瓜子、芝麻酱等。

4. 不要惧怕脂类、蛋黄　虽然"饮食清淡"一直是维护健康很重要的原则,但不等于完全不吃油脂。尤其对中老年人而言,抗衰老一定是重要的话题。眼睛、皮肤、骨骼的衰老是最先被感知的,也是中老年人最常议论的健康主题。维生素的英文"vitamin"中"vita"为生命之意,"维生素"意即维持生命很重要的物质。各类维生素都从不同角度参与了人体生命活动和抗衰老的过程,很多维生素是水溶性的,但维生素 A、维生素 E 为脂溶性。维生素 A 是对抗眼睛衰老、骨骼衰老、皮肤衰老、生殖衰老、预防肿瘤、维持免疫力等至关重要的物质,维生素 E 可抗氧化、保护细胞和细胞内部结构完整。没有油脂的参与,维生素 A、维生素 E 的吸收利用就不能很好实现,所以适当的脂类不要拒绝。

维生素 A 主要来源于各种动物肝脏、鱼肝油、全奶、蛋黄,以及有色蔬菜如菠菜、胡萝卜、韭菜、雪里蕻等,还有水果如杏、香蕉、柿子等。维生素 E 主要来源于炒菜用的各种植物油、花生、杏仁、黄豆、蛋黄等。

蛋黄富含维生素 A、D、E、B,以及钙、磷、铁、卵磷脂等,对老年人对抗整体衰老、抵抗记忆力减退非常有用。蛋黄含胆固醇偏高,所以应适量食用而不过量。

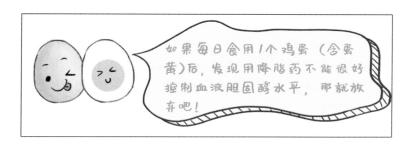

如果每日食用1个鸡蛋(含蛋黄)后,发现用降脂药不能很好控制血液胆固醇水平,那就放弃吧!

5. 注意高嘌呤食物,避免痛风找上门　"老三高"即高血压、高血脂、高血糖,是老年人常见慢性病的主要原因。人们在生活中已经注意到低盐、低糖、低脂的饮食原则,但随着生活水平的提高,"新三高"即高胰岛素血症、高尿酸血症、高同型半胱氨酸血症又呈逐年上涨趋势。压力大、生活节奏快是中年人"新三高"的主要诱因,但吃得太好可能是老年人"新三高"的诱因。

老年人固然应该注意蛋白的摄入,但过量摄入反而加重肾脏负担。一些蛋白含量高的食物也是嘌呤含量高的食物,注意根据自身情况加以甄别、挑选。高嘌呤食物列举(以含量高低为序):带鱼(带鱼皮更高)、鱼干、黄豆芽、芦笋、紫菜、鹅肉、香菇、绿豆(豆制品类似)、虾、鸭肉(鸭肝更高)、腐竹等。

三、怎么吃才算食疗

食疗,就是通过饮食治疗或帮助疗愈疾病。其治疗特性与药物治疗并无不同,也就是得有"疗程",得有时间的积累,得有规律性的使用过程,得有结果的检视和必要的调整,进而将食疗深化为适合自己的生活方式。否则,食疗就变成了普通的吃饭。可以想象,再好的食疗方,没有规律坚持,没有自律,也不会有理想的结果。

四、不能随便进补

中医强调"补益"必须用于虚证,而虚证又分气虚、血虚、阴虚、阳虚、阴阳两虚等。"虚"的类型不同,选择的补药不同;不同年龄段,使用的补法和常用补药不同;同一疾病的不同阶段使用的补法和补药也不同。所以补法有方,咨询医生,不可滥补。所谓"虚不受补",就是补不得法,反而造成消化不良、上火、出血、便秘等问题。此外,补药即使选对了,但能否发挥应有的作用,还取决于自己的消化、吸收、代谢功能。

(贾德贤 佘 会)

第三节　慧"喝"也是大事

一、喝多少的讲究

喝,主要指不同形式水分的摄入,包括喝水、喝茶、喝汤等。

人断食不断水可以生存数周,但断水5~10天即可危及生命。新生儿总体水量占体重80%左右,所以看上去水灵灵的。随着年龄的增长,肌肉组织含量逐渐减少,脂肪组织逐渐增多,总体水量逐渐减少。肌肉含量与水含量成正比,而脂肪组织与水含量成反比。一般60岁以上女性总体水量为45.5%,所以中老年人容易出现各种"干涸":口干、眼干、皮肤干、关节润滑液不足等。那多喝水能否解决问题?

健康成年人每天需水量大约2 500ml,其中饮水占50%左右,食物中水分占40%左右,体内代谢产生的水占10%。老年人固水能力差,所以对水的总需求量应略大于一般成年人。由于存在个体胖瘦差异,建议按体重计算自己的摄水量:每日每千克体重30ml。

即使相同体重的老年人,由于受锻炼、饮食、遗传等因素的影响,其肌肉、脂肪含量不同,每日运动量不同,所以实际饮水量应在上述计算原则基础上,灵活变动。总体来说,运动量大者(包括做家务)适当多喝水;经常锻炼,肌肉含量较高者可以适当多喝;出汗多、讲话多、发热时可以多喝。由于老年人对失水、脱水的敏感性减弱,所以不能等出现症状再补水,要时时根据自己的行为和状态提前预判并调整饮水量。

二、喝什么的讲究

1. 提倡喝热水　喝水、喝茶、喝汤、喝果汁、吃饭、吃水果等都能把水分带入体内。一般寒性体质的人体温偏低,新陈代谢慢,水循环也慢,就会出现"喝凉水长肉"的情况。热水进入人体后,散发热量,使胃肠道温度升高,可以缓解胃肠道痉挛,升高痛阈值而缓解疼痛,加速新陈代谢。尤其用温热药材煮的茶,更可使甲状腺、肾上腺皮质、卵巢等内分泌系统功能增强,新陈代谢增强,免疫力提升。所以提倡中老年人尽量喝热水、热汤。

温热药茶可选肉桂、龙眼肉、金橘、玫瑰花、玫瑰茄、枸杞子、生姜、干姜、姜黄、高良姜、藿香、饴糖、红糖、陈皮、花椒、砂仁、黄芪、人参、党参、大枣、胡椒、大葱、丁香、八角、茴香、小茴香、薤白、香菜、杜仲叶、三七叶等。做茶饮常用量每日每种 1~3g,根据口味选 1~3 种为宜,或在医生指导下调配。

热性或偏热体质或天气很热,是否就应该喝冷水呢?当身体感觉热时,基础体温偏高,身体会主动通过出汗或调控体表血流来调节。如果大量饮用冷水,会减弱或阻止这一调节,反使热邪不能外出,影响气血运行。严重时变生他病,或导致身体极端情况出现。所以,即使身体有热,需要喝凉茶,也提倡凉茶热喝。给"热"出路,顺势而为。

2. 适宜的水温　人体正常腋下温度为 36~37℃,饮用水温度尽量高出体温但别太多,以 40~50℃为宜。经常饮用 65℃以上热水会灼伤食管,增加食管癌患病风险。

三、喝水时间的讲究

食物的消化依赖于消化道的功能。老年人胃肠蠕动变慢,胃消化酶分泌不足。进食后,胃需要 2~4 小时将食物消化、排空。如果刚刚进食后就喝大量水,会稀释胃酸、胃消化酶,从而影响食物的消化,可能出现胃胀、反酸、打嗝等不适。所以,饭前或饭后喝汤、水、果汁都应该小量,缓解口干即可。尤其胃酸过多或容易反酸的人群,更不能在饭中和饭后大量饮水、喝汤。

茶能帮助消化,但其中含有鞣质,可能影响食物中营养物质的消化吸收,所以对于营养不良的老年人,尤其不建议刚吃完饭就喝浓茶。可以放在两餐之间,又没有明显出现饥饿感时饮茶。

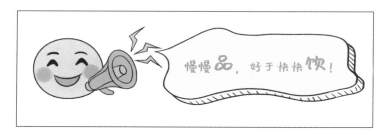

老年人代谢和运化功能减弱,一次大量饮水并不能被身体有效利用,所以一般状态下的最佳方式为小口、慢饮。只有当腹泻、高热、大汗、出血等极端情况出现时,才需要快速进水。

(贾德贤　张志军)

第九章 生命在于科学运动

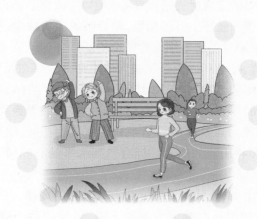

第一节　运动对健康的影响

根据 WHO 报告,缺乏体力活动 / 运动已成为全球范围内死亡的第四位主要危险因素(6%),仅次于高血压(13%)、吸烟(9%)、高血糖(6%)。据估计,21%~25% 的乳腺癌和直肠癌、27% 的糖尿病、30% 的缺血性心脏病可以归因于缺乏体力活动 / 运动。

一、运动的益处

1. 提高心血管系统功能水平　规律的体力活动 / 运动可通过改善中枢和外周的适应能力来提高心肺耐力;改善心肌血流的灌注;降低运动时心率和血压上升的幅度,使心脏的做功减少;提高心绞痛发作的阈值;增加骨骼肌毛细血管密度等。

体温、脉搏、呼吸和血压是反映人体生命是否存在及质量好坏的传统四大生命体征。2016 年 12 月美国心脏协会(AHA)倡议将心肺耐力列为人体的第五大临床生命体征,它涉及心脏泵血功能、肺部摄氧及交换气体能力以及肌肉等组织利用氧气的功能,能综合反映人体摄取、转运和利用氧的能力。拥有较高水平的心肺耐力是保证身体健康的前提。

在人的一生中,心肺耐力的变化有其独特的规律。一般来说,成年后随着年龄的增长心肺耐力逐渐下降,45 岁以后下降速度加快。同龄的女性心肺耐力会低于男性 10%~15%。心肺耐力越低,心血管疾病、糖尿病、高血压,甚至某些癌症发病率越高,多种疾病的死亡率也会越高。增加体力活动 / 运动可有效提高心肺耐力,体力活动水平高者比久坐少动的人群心肺耐力水平高。

2. 减少动脉粥样硬化危险因素　动脉粥样硬化是以动脉内膜

增厚、变硬导致动脉管腔狭窄而引起多个器官的缺血性病变,久坐少动的生活方式、血脂异常、高血压、高血糖、肥胖、吸烟、心血管疾病家族史等是主要危险因素。上述危险因素的数量越多、程度越重,动脉硬化病变的进展速度就会越快。

增加体力活动/运动对机体脂代谢有良好的调节作用,可有效预防和减缓动脉粥样硬化的危险因素,使血液中低密度脂蛋白胆固醇(LDL)下降,高密度脂蛋白胆固醇(HDL)升高,减少胆固醇在冠状动脉管壁上的沉积,从而缓解动脉粥样硬化的进展,减轻冠状动脉的狭窄或阻塞,改善心肌血液供应。体力活动水平高的人群发生冠心病的风险只有久坐少动人群的一半。对于已经患冠心病人群而言,规律运动可以预防心绞痛、心肌梗死等急性心血管事件的再次发生。

3. **提高呼吸系统的功能水平** 耐力项目运动是治疗、康复某些慢性呼吸系统疾病(如哮喘、慢性阻塞性肺疾病等)非常有效的方法。如游泳对哮喘有很好的改善效果,因为游泳是在潮湿的环境中进行,与干燥的运动环境相比,更有助于减少黏液分泌,降低运动性支气管痉挛的发生,而且游泳需要很好地调节呼吸,有利于哮喘的缓解。

4. **对胃肠道有良好的促进作用** 经常进行适量运动,可加速胃肠道的蠕动,促进胃排空,改善便秘。同时有利于脂肪代谢、胆汁合成和排出,减少胆石症的发生。

5. **改善内分泌调节功能** 经常运动可以提高肌细胞对胰岛素受体的敏感性,加强对葡萄糖的摄取和利用,纠正胰岛素相对不足带来的糖代谢紊乱,对非胰岛素依赖的2型糖尿病患者是一种极有意义的病因治疗。合理运动能有效抑制由于雌激素水平下降而引起的体重增加,降低因为肥胖带来的心血管疾病、妇科癌症、糖尿病、血脂异常和高血压的发生风险。

6. **其他益处** 增加体力活动/运动可有效提升机体的免疫能力,减缓焦虑和抑郁,增加老年人的幸福感和日常独立生活能力,减少老年人摔倒或因摔倒而受伤的风险,预防或缓解老年人的功能障碍,增强许多老年人慢性病的疗效。

二、运动的风险

运动是把"双刃剑",科学运动可以促进健康,而不合理的运动却会对健康产生不利影响,造成健康隐患。由运动造成的风险通常分为三类:运动性心血管疾病风险、运动性损伤风险、运动性病症风险。对于中老年女性而言,可能发生的风险主要是前两类。

运动中发生的心血管事件主要包括急性心肌梗死、室颤、心源性猝死等。心血管系统功能正常的健康个体进行中等强度运动引起心脏停搏或心肌梗死的风险很低。对于已经确诊或患隐匿性心血管疾病的个体,在较大强度运动时心脏猝死和/或心肌梗死发生的风险上升。与年轻人相比,中老年人参加较大强度运动时,心源性猝死和急性心肌梗死的发生率增高,久坐少动的个体参加较大强度或不经常参加的运动,心源性猝死和急性心肌梗死的发生率可增加30%~40%。研究表明,每进行10 000次运动测试,约发生6次心血管事件。

中老年女性发生运动损伤主要包括肌肉损伤、肌腱和韧带损伤、关节损伤、软骨损伤、骨损伤等。内在原因主要包括年龄、性别、机体的解剖结构(如肌肉、骨骼、关节结构)异常、健康体适能水平(如肌肉力量、耐力和柔韧性)较低、运动技术缺陷、准备活动不足等;外在原因主要包括运动场地、设施条件、运动时间段、气温气压等。

(王 艳)

第二节 运动处方的制定与实施

一、运动前的健康筛查

健康筛查是准备工作的第一环节。为了增加运动益处、降低运动风险,保证中老年女性在运动中的安全性和有效性,运动前必须进行健康筛查。主要包括问卷筛查和医学检查。

1. **问卷筛查** 可采用国际上公认的体力活动准备问卷(PAR-Q)进行自我筛查(表13)。如果对 PAR-Q 所有问题回答都是"否",可以进行后续的运动测试、接受运动指导;如果对 PAR-Q 一个或更多问题回答了"是",需要向相关专业医生咨询,并在医生的监督下进行运动测试和运动的实施。

表13 体力活动准备问卷(PAR-Q)

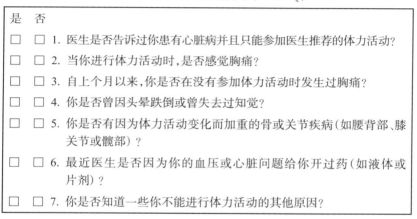

是	否	
□	□	1. 医生是否告诉过你患有心脏病并且只能参加医生推荐的体力活动?
□	□	2. 当你进行体力活动时,是否感觉胸痛?
□	□	3. 自上个月以来,你是否在没有参加体力活动时发生过胸痛?
□	□	4. 你是否曾因头晕跌倒或曾失去过知觉?
□	□	5. 你是否有因为体力活动变化而加重的骨或关节疾病(如腰背部、膝关节或髋部)?
□	□	6. 最近医生是否因为你的血压或心脏问题给你开过药(如液体或片剂)?
□	□	7. 你是否知道一些你不能进行体力活动的其他原因?

使用上述问卷进行健康筛查时需要注意:本问卷的有效期是从完成问卷开始后 12 个月之内,如果身体状况发生变化,有回答"是"的问题,之前的问卷结果就无效,需要重新回答问卷内容;本问卷使用时必须采用完整形式,不得随意改动。

2. **医学检查** 到医院进行体格检查,筛查心血管疾病,评价心功能。

3. **运动习惯的调查** 中老年女性在准备正式运动前需要询问运动习惯,确认是否属于有规律运动的人群,可以为后续确定运动强度、运动时间提供重要依据。按照美国运动医学会(ACSM)的判断标准:最近 3 个月,若能达到每周运动 3 次及以上、每次 30 分钟及以上、中等或较大强度者属于有规律运动习惯的人群。如果不满足上述标准,则属于无规律运动的人群(或称为久坐少动生活方式的人群)。

4. 心血管疾病危险因素筛查 心血管疾病危险因素是指发生动脉粥样硬化疾病的主要危险因素。容易发生心血管疾病的危险因素有 8 种:年龄、家族史、吸烟、高血压、糖尿病、脂代谢紊乱、肥胖、静坐少动。抑制心血管疾病发生的因素有 1 种:高 HDL-C。总的危险因素判定包括正性和负性两方面因素,依据两者代数和得出判定结果(参见第五章第一节相关内容)。

二、健康体适能测评是科学运动的有力保障

体适能(fitness)是指人们除了足以胜任日常工作外,还能够从事休闲活动、应对压力和突发状况的身体适应能力,是从体育学角度评价健康的一个综合指标。其中与健康相关的体适能主要由心肺耐力、肌肉力量与肌肉耐力、身体成分、柔韧性五大要素组成。它是机体维护自身健康的基础,是机体保持愉快、完成日常工作和降低慢性病发生的前提,目的是追求健康的身体和优质的生活。

1. 心肺耐力测评 心肺耐力测评主要有直接测试法和间接测试法两种。直接测试法可通过使受试者运动到力竭状态时测试最大摄氧量获得;间接测试法是采用场地测试、跑台测试、功率车测试和台阶试验等各种运动负荷试验来推测机体的心肺耐力。由于间接测试简便且易被接受,因此成为心肺耐力测评的常用手段。老年女性可以采用 2 分钟原地踏步试验、6 分钟步行试验进行测试(评价标准参见:人民体育出版社《老年人健康体适能手册(第 2 版)》相关内容)。

【2 分钟原地踏步试验】

方法:受试者原地站立,当听到"开始"口令后,在原地踏步,速度要求越快越好,记录 2 分钟内完成的次数。

要求:不能跑;两膝关节抬起的高度要达到站立位大腿标记点(髌骨和髂嵴连线的中点)的高度;计数 2 分钟右膝盖达到要求高度的次数。

【6 分钟步行试验】

方法:选择一段直行 30m 长度的场地,让受试者在 6 分钟内尽快来回走,记录 6 分钟行走的最远距离。

要求:不能跑;身体虚弱或有心肺疾病的受试者需要有专业医护人员在场才能测试;在测试中因身体原因暂时休息,时间需要包括在 6 分钟内。

2. **肌肉力量测评**　针对中老年女性可采用握力测试、30 秒手臂弯举试验、30 秒坐站试验。其中握力反映上肢肌肉的最大力量,30 秒手臂弯举和坐站试验分别反映上、下肢肌肉的耐力水平。

【握力测试】

方法:身体直立,两脚自然分开,与肩同宽,两臂自然下垂,用最大力气紧握握力计的两个握柄,测试两次,取最大值。单位是 kg。

要求:用力时不能摆动手臂、下蹲或将握力计接触身体;左右手各测试两次。

【30 秒手臂弯举试验】

方法:选择 5 磅(约 2.27kg)的哑铃,受试者坐在有靠背的椅子上,双脚平放在地上,横握姿势抓握哑铃垂放在身体一侧,听到“开始”口令后,手持哑铃做手臂弯举动作,记录在 30 秒内完成的次数,越多越好。

要求:在弯曲阶段,手掌应旋向上方,伸展时回到横卧姿势;整个过程上臂必须保持不动。

【30 秒坐站试验】

方法:选择高度为 43cm 的直背椅子,受试者坐在椅子上,双脚平放在地上,双臂在胸前交叉,听到“开始”口令后,受试者起身到完全站立的姿势,然后再回到完全坐姿状态。坐站动作要尽可能快,记录在 30 秒内完成的次数。

要求:在站立阶段,双下肢膝关节需要伸直。

3. **柔韧性测评**　柔韧性是指某一关节活动度达到最大范围(range of motion,ROM)的能力。其与运动技能密切相关,也是日常生活中不可缺少的一种能力。保持身体不同部位关节的柔韧性有助于完成各种活动,同时避免软组织损伤。

评价上肢肩关节柔韧性的方法有双手背勾试验,评价腰部和下肢髋关节柔韧性的方法有坐位体前屈(适用于中年女性)和坐椅前伸试验(适用于老年女性)。

【双手背勾试验】

方法:受试者将一只手从肩关节上方向下伸,手掌触及后背,另一只手从后腰部向上伸,尽量用手背触及后背中部,向上接近向下伸的手。用直尺测量两手中指间的距离。

要求:两手尽可能在后背部接近。负数(-)代表双手中指未能触及的距离,正数(+)代表双手中指交叉重叠的距离。

【坐位体前屈试验】

方法:受试者坐在垫上,两腿并拢,膝关节保持伸直状态,脚尖向上,将一个宽50cm、高30cm的三面箱体架在双腿上方,双手尽量伸直,以虎口握住箱体边缘。测试时,受试者身体尽量前倾并缓慢推动箱体(虎口要一直紧靠住箱体边缘)。

要求:受试者应在平地上做好准备活动,以防拉伤;两臂和手伸直,逐渐使躯干前屈,用两手中指指尖轻轻推动标尺上的游标前滑(不得有突然前伸动作),直到不能继续前伸时为止。测试计的脚蹬纵板内沿平面为0点,向内为负值,向前为正值,记录以cm为单位。

【坐椅前伸试验】

方法:选择高度为43cm的直背椅子,受试者坐在椅子的前缘,优势腿伸直,脚后跟平放在地上,踝关节屈曲向上90°,另一条腿屈曲,稍偏向外侧,脚掌平放在地上。双手重叠中指对齐,受试者从髋关节慢慢向前倾,尽量用双手中指去触碰脚趾,如果没有触碰到脚趾,测试距离记为负数(-),超过脚趾,测试距离记为正数(+)。

要求:伸直腿的膝关节不能弯曲,必须始终保持伸直状态。

4. **平衡能力测评** 平衡能力是维持人体站立、行走及完成各种动作是否协调的重要因素。平衡能力差对老年人而言容易发生跌倒,从而影响老年人的生活自理能力、降低生活质量。人体平衡可分为静态平衡和动态平衡两类。静态平衡能力测试的方法主要有睁眼单腿站立、闭眼单腿站立，单腿站立平衡试验既是一种测评方法，也是临床上预防跌倒的常用训练方法。动态平衡能力测试的方法主要有功能性前伸试验、2.4m 起身行走试验等。

【睁眼单腿站立试验】

方法：双脚站在平坦的地面上，当听到"开始"口令时，一条腿支撑站立、另一条腿屈膝提足，脚离地约 15cm，开始计时。当支撑腿出现移动、非支撑腿触地、两条腿碰触时，测试计时停止，记录睁眼状态下单腿站立的时间。休息 2 分钟，换另一条腿支撑站立，重新计时测试。

要求：测试环境安静、宽敞，避免外界的干扰；重复测量 3 次，取最好成绩。

评价标准：站立时间超过 60 秒，认为平衡能力较好。

【闭眼单腿站立试验】

方法：双脚站在平坦的地面上，当听到"开始"口令时，一条腿支撑站立、另一条腿屈膝提足，脚离地约 15cm，闭眼，同时两手交叉放于胸前或双手叉腰，开始计时。当支撑腿出现移动、非支撑腿触地、两条腿碰触、睁眼、双手放下或离开腰部时，测试计时停止，记录闭眼状态下单腿站立的时间。休息 2 分钟，换另一条腿支撑站立，重新计时测试。

要求：测试环境安静、宽敞，避免外界的干扰；重复测量 3 次，取最好成绩。

评价标准：站立时间超过 60 秒，认为平衡能力较好。

【功能性前伸试验】

方法：受试者靠墙站在平坦的地面上，右肩垂直于墙面，将右上肢水平前伸，右手握拳。使中指关节朝前，测量右上肢的长度（相当于原始数值）；受试者在保持平衡的前提下尽量使身体前倾，右手握拳中指关节所能达到的最远距离减去原始数值，就是平衡能力评估的结果，记录单位为 cm。

要求：尽量身体前倾，当双足跟抬离地面时停止试验；测试两次,取最好成绩。

评价标准:41~69 岁人群 35~38cm 为正常范围,小于 18cm 提示身体虚弱,可能会出现日常活动能力受限。

【2.4m 起身行走试验】

方法:将一把 43cm 高的椅子靠墙放置,在距离椅子前方 2.4m 处放一标志物;受试者坐在椅子上,双手放于大腿上,背部靠在椅子的靠背处,双脚平放在地面上,当听到"开始"口令时,迅速起身尽快走向标志物,绕着标志物再走回到椅子处,坐到椅子上,记录所用时间。

要求:尽快走,不能跑;测试两次,取平均成绩。

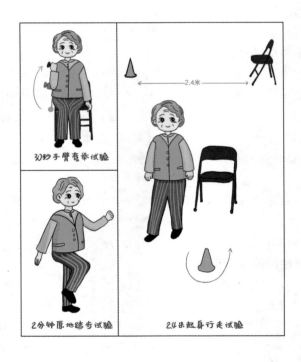

30秒手臂弯举试验

2分钟原地踏步试验

2.4米起身行走试验

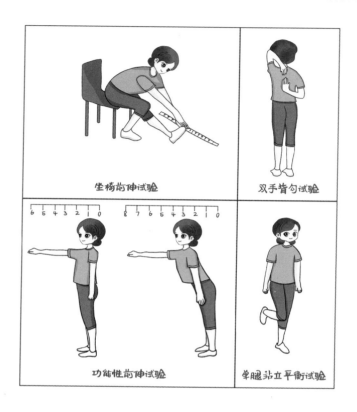

三、运动风险评估是确保运动安全有效的前提

由于运动中发生心血管事件对中老年女性健康乃至生命的危害最严重，因此对运动性心血管风险评估已成为运动风险评估的主要内容。

运动风险评估的内容主要包括：有无规律运动习惯；有无常见症状或体征（如头晕，胸闷，心前区压迫性、紧缩性疼痛，短距离行走小腿酸沉不适等）；有无已诊断的心血管疾病、代谢性疾病和肾脏疾病。

1. 有规律运动习惯者　有心血管疾病的相关症状/体征，无论有无确诊的心血管疾病，均需停止原来的运动，去医院进一步做医学检查。

无心血管疾病的相关症状/体征，有确诊的心血管疾病，拟进行中等及以下强度的运动,运动风险较低,可以不做医学检查;拟进行较大强度运动,需要进一步做医学检查。

2. 无规律运动习惯者 有心血管疾病的相关症状/体征,无论有无确诊的心血管疾病,均需停止原来的运动,去医院进行医学检查。

无心血管疾病的相关症状/体征,有确诊的心血管疾病,拟进行中等及较大强度的运动,均需要进行医学检查。

四、科学运动的实施

1. 正确选择运动方式 运动类型选择的基本原则如下:

(1)以有氧耐力性运动为主,兼顾个人运动习惯和爱好。

(2)参与运动的主要大肌群动力性运动与静力性运动结合,全身运动与局部运动结合,以全身动力性运动为主,局部静力性运动为辅。

(3)不常运动的人,动作结构上选择以周期性运动为主,因为动作简单、强度易于控制。

(4)中老年女性以中等强度的有氧运动为主,适当配合抗阻运动和柔韧性运动。有氧运动包括快走、慢跑、走跑交替、游泳、有氧健身操、太极拳等。抗阻运动可以选择弹力带、哑铃等。柔韧性运动是以增加关节活动范围为主的运动,如瑜伽、各种拉伸(静力性拉伸、动力性拉伸)等。

2. 每周运动几次为宜 有氧运动建议从每周 3 次开始,逐渐增加到每周 5~7 次;抗阻运动建议每周 2~3 次,且同一部位的肌肉群间隔 48 小时;柔韧性运动最好每天都进行。

3. 如何判断运动强度的合理性 有氧运动强度取决于走或跑的速度、蹬车的功率、登山时的速度与坡度等。在力量和柔韧性练习中,运动强度取决于给予助力或阻力的负荷重量。运动强度制定的是否恰当,关系到运动锻炼的效果和运动者的安全,应根据个人的特点,确定运动时应达到的强度和安全有效范围。

中老年女性在运动时可根据运动中的心率反应和主观感觉疲

劳程度两种方法来判断运动强度的合理性。运动中的心率如果能够达到 110~130 次 / 分钟(40~50 岁)、100~120 次 / 分钟(50~60 岁)、90~110 次 / 分钟(60~70 岁)、90~105 次 / 分钟(70~80 岁),运动中的主观疲劳感觉自认为有点吃力、运动时能够说话但不能唱歌,都属于中等强度的运动。

4. 如何安排每日运动的时间段　确定每日运动的时间段(即在每日早、中、晚何时进行运动、饭前还是饭后运动等)应根据人的生物节律周期及日节律来合理安排。例如,高血压患者运动的时间段应该尽可能避开清晨 6：00—9：00,因为 70%~80% 的高血压患者存在清晨高血压现象;同时,在寒冷的冬天,早晨气温低,血压很容易升高,此时进行强度较大的运动可能会引起高血压患者脑出血。所以,中老年女性及有慢性疾病的患者,选择运动的时间段非常重要。

5. 运动时应该注意的事项　为保证运动安全、有效,应遵循科学运动的基本原理,按照一定程序、根据运动者的具体情况,运动时应当注意以下事项:

- 运动时需要监测心率,不应超过根据年龄推算的靶心率;
- 对患有慢性疾病的中老年女性,应注意监测疾病状态,随时发现可能出现的症状 / 体征;
- 进行肌肉力量练习时注意预防肌肉拉伤、骨折等意外事故;
- 应了解禁忌参加的运动项目、终止运动的指征;
- 做好充分的准备活动和整理活动;
- 了解一些必要的科学运动保健知识,如疾跑后不要立即停下来,以免由于重力性作用出现头晕眼花或其他不适感觉;运动后不能立即吃生冷食物、不能马上洗澡等。

(王　艳)

第三节 更年期女性的运动处方指导

一、个体化的运动处方

更年期是中年女性的必经之路。更年期女性生理和心理上的变化是相互影响的。生理上的不适会引起心理上的不平衡，相反心理上的不平衡又会加重生理功能的失调。通过参与经济、有效、安全的体育运动，人体内释放一种"内啡肽"物质，能使人产生欣快、镇静的感觉，从而减轻相关的不适表现，促进心理平衡。

运动能够有效改善更年期女性的血清性激素水平、血糖和血脂水平，促进心血管功能的改善。较高的体力活动水平与较低的血糖相关，中高强度的有氧运动、抗阻力运动能改善更年期女性自主神经对心脏的调节，帮助控制高血压。由于每个人的兴趣爱好、身体状况、生活环境有较大差异，建议制定一个包括运动方式、强度、时间、频率等多因素的、可行的、个体化的运动方案。

二、正确的运动方式

更年期女性应该根据自身的兴趣爱好选择运动方式。首选有氧运动，如健步走、游泳、广场舞、太极拳、爬山等，其次配合抗阻运动和柔韧性运动，如弹力带操、瑜伽等。

三、合理的运动强度

在中等 - 较大的运动强度范围内，更年期女性从事的运动强度越大，体内雌激素、糖脂代谢水平的变化越明显，更年期症状以及心理焦虑、抑郁状态的改善程度越大。提示更年期女性参加体育健身活动时，身体可承受范围内的较高强度有氧和抗阻运动能够获得更好的积极作用，达到提高身心健康水平、缓解更年期综合征的效果。

如果没有服用 β 受体阻滞剂,如酒石酸美托洛尔片,一般可根据运动中的心率来判断运动强度。

四、适宜的运动时间

更年期女性每次运动的时间需要结合运动强度来考虑。当处于一定强度时,锻炼效果在 30 分钟内会随时间的延长而增加,但超过 45 分钟时,锻炼效果并不随运动时间的延长而明显增加。所以,更年期女性如果以健身娱乐为目的,最好安排中等强度的运动,每次 20~30 分钟,每周 3~4 次。而一般情况下,更年期女性应选择运动强度小而持续时间长的锻炼方法,每次运动的时间根据自身的身体素质来定。

五、稳定的运动频率

WHO 于 2020 年发布《WHO 身体活动和久坐行为指南》,建议 18~64 岁的成年人每周应进行至少 150~300 分钟中等强度有氧运动;或至少 75~150 分钟较大强度有氧运动;或是两者的组合。指南进一步说明,每周成年人增加中等强度有氧运动至 300 分钟以上,或进行 150 分钟以上的较大强度有氧运动,或同等效果的两者组合运动,可以获得额外的健康获益。上述建议同样适用于 65 岁以上的老年人。

以一位身体健康的 55 岁中年女性为例,建议她每周进行 3~5 次 60 分钟中等强度的有氧运动训练为宜,可隔天休息或穿插 1~2 天休息。

六、良好的生活习惯

更年期女性应注意减少使用电子屏幕的娱乐时间,减少久坐时间,增加久坐间断的次数;为保持肌肉含量和肌肉力量,更年期女性应每周进行 2~3 次中等或较大强度的大肌肉群抗阻运动;尽可能每天都进行提高平衡性的练习,以增强身体功能,预防跌倒。

（王 艳）

第四节 常见慢性病的运动处方

一、哪些是慢性病

慢性病是慢性非传染性疾病的简称,具有病程长、病因复杂、健康损害和社会危害严重等特点。主要包括:

(1)心脑血管疾病:高血压、血脂异常、冠心病、脑卒中(如脑梗死、脑出血)等。

(2)呼吸系统疾病:肺炎、肺气肿、肺心病、慢性阻塞性肺疾病等。

(3)内分泌及代谢性疾病:肥胖症、糖尿病、痛风、骨质疏松等。

(4)恶性肿瘤(癌):胃癌、肺癌、肝癌、食管癌等。

(5)精神类疾病:强迫症、焦虑症、抑郁症、神经症等。

引起慢性病的原因包括遗传、自然环境、社会环境、生活方式(吸烟、酗酒、久坐少动等),其中生活方式引起的慢性病占60%,体力活动不足(或缺乏运动)、不合理饮食和吸烟等不良生活习惯是慢性病发生的主要危险因素。

二、肥胖症运动处方

1. 肥胖是一种疾病 中老年女性随着年龄增长、月经周期出现紊乱或闭经,身体的基础代谢率开始降低、糖脂代谢速度缓慢,使过多的热量在体内转变为脂肪储存起来,可能发展成为肥胖人群。根据体型可分为苹果形肥胖和梨形肥胖,苹果形肥胖者脂肪容易聚集在躯干部和腹部,内脏脂肪增加、腰部变粗、四肢相对较细,更容易发生糖尿病等代谢性疾病。梨形肥胖者多见于女性,脂肪主要积聚在四肢及皮下,下半身脂肪较多。

肥胖症既是一个独立的疾病,又是2型糖尿病、心脑血管疾病、高血压和多种癌症的危险因素,被WHO列为导致疾病负担的十大危险因素之一。肥胖症对机体的危害主要是并发症多、死亡率高、寿命缩短。相关资料显示,40~45 岁以后,体重每增加 0.5kg,死亡率增加 1%;肥胖者的平均寿命较正常体重者减少 10~12 年。

2. 肥胖症的判断标准　判断肥胖症的常用指标有体重指数、腰围、腰臀比、体脂率等。

(1)体重指数(BMI):可用体重(kg)÷身高(m)^2 表示。根据 BMI 的计算结果,18.5~23.9kg/m^2 为正常,24~27.9kg/m^2 为超重,≥28kg/m^2 为肥胖。其中肥胖又可分为轻度、中度、重度肥胖。轻度肥胖:BMI 为 28~<35kg/m^2;中度肥胖:BMI 为 35~<40kg/m^2;重度肥胖:BMI≥40kg/m^2。

(2)腰围和腰臀比:男性腰围>85cm、腰臀比>0.95;女性腰围>80cm、腰臀比>0.85,可判断为肥胖。

(3)体脂率:一般将男性体脂率>20%、女性体脂率>30% 判断为肥胖。

3. 降低体重对健康的影响　当肥胖的中老年女性体重降低 10%,身体可获得诸多益处,如可降低高血压患者的收缩压、舒张压约 10mmHg,其效果相当于大多数服用的降压药物;发展成为 2 型糖尿病的风险降低 40%~70%,可降低糖尿病患者空腹血糖高达 50%;可降低总胆固醇 10%、甘油三酯 30%、低密度脂蛋白胆固醇(LDL-C)15%,提高高密度脂蛋白胆固醇(HDL-C)8%;可降低肥胖相关的病死率超过 30%。

4. 运动处方推荐　美国运动医学会(ACSM)建议肥胖症人群每天至少运动 60~90 分钟,每周通过运动所消耗的能量应达到 2 500~2 800kcal。这一推荐超出了健康成人每天运动 30 分钟、每周能量消耗 1 000kcal 的建议。肥胖症患者在进行运动减重前应咨询相关的慢性病运动康复指导师,制定科学化、个性化、切实可行的运动处方,以保证安全有效达到减重目标。为达到能量消耗的最大化,建议以有氧运动为主,辅以肌肉力量训练和柔韧性训练。

5. 运动注意事项

(1)确定减重目标:合理的目标是 4~6 个月时间减去体重的

10%,减重的速度以每周 0.5~1.0kg 为宜。

(2)注意配合饮食调整:为了达到减重效果,必须保证能量的负平衡,注意减少能量的摄入。同时注意增加无机盐、纤维素和维生素的摄入。推荐每天的纤维素摄入量为 20~30g,女性每天保证 1 000~1 500mg 钙摄入。

(3)中重度肥胖的中老年女性,或出现肌肉、骨骼、关节疼痛或损伤的肥胖人群,应注意选择无负重运动。

(4)肥胖症人群需要注意运动中可能出现血压明显升高的现象。

(5)合并心血管疾病、高血压的老年女性肥胖者进行力量练习时,应注意调整呼吸运动,避免憋气,防止过度疲劳。

三、高血压运动处方

高血压指安静状态下血压升高达到或超过 140/90mmHg。其中 90%~95% 的高血压患者病因不明,称为原发性高血压或高血压病;另外 5%~10% 的患者血压升高是由其他多种已知的疾病引起,称为继发性高血压(诊断标准参见第五章相关内容)。

1. 运动对高血压的调控作用 科学运动对血压有良好的调节作用,控制高血压病程的发展,主要表现在:

- 可以有效降低安静血压。
- 降低运动中血压升高的幅度。
- 提高心肺耐力,减少高血压的并发症。
- 降低冠状动脉疾病危险因素。
- 减少高血压患者的内脏器官损害,降低高血压的发病率和死亡率。

2. 运动处方推荐

(1)运动方式:应选择自己感兴趣的运动方式。有氧运动以快走、跳广场舞为最好,也可以选择太极拳、游泳等。

(2)运动强度:低、中强度有氧运动均可以获得较好的降压效果,较大强度有氧运动也有良好的降压效果,但运动中的风险较大,因此不赞成缺乏规律运动的中老年女性高血压患者进行较大强度的有氧运动。

（3）运动频率：由于一次运动后的降压效果可以维持数小时至十几个小时，因此建议高血压患者最好每天或几乎每天都进行运动（5~7次/周），且尽量避免连续2天或2天以上不运动。柔韧性运动每周2~3次。

（4）运动时间：每天运动时间应达到30~60分钟，可分次累计，但每次持续时间应不少于10分钟。高血压患者每天连续进行或累计（至少10分钟一段）30~60分钟的有氧运动可以获得良好的降压效果。连续运动的降压效果优于每天累计30~60分钟运动。

3. 运动注意事项

（1）高血压患者应注意运动前后血压监测，用以观察运动中的血压变化和调整运动方案。避免使血压剧烈升高的运动方式。

（2）每次运动开始和结束时都要进行充分的准备活动和整理活动。

（3）运动中如有憋气可能会引起血压升高，增加心律失常的发生风险。

（4）无规律运动习惯的中老年女性，可以从每次10~15分钟的短时间运动开始，每周延长5分钟，直至每次运动时间增加至30分钟。

（5）不要在风力3级以上，或寒冷、湿热环境中运动。

（6）运动前、运动中和运动后注意补水，采用少量多次的方式，每小时补水不超过1 000ml。没有大量出汗的情况下，不要饮用运动饮料。

（7）不要做过度弯腰的动作，不要长时间使头低于心脏的位置，或长时间上肢举过头部的动作，如立位体前屈、仰卧起坐等动作。

（8）80%左右的高血压患者都存在清晨高血压现象，应尽量避开清晨运动。

四、糖尿病运动处方

1. 糖尿病的诊断 糖尿病是由于胰岛素分泌缺陷或胰岛素作用缺陷而引起的以慢性血糖水平升高为特征的代谢疾病群。空腹血

糖 ≥ 7.0mmol/L 和 / 或餐后 2 小时血糖 ≥ 11.1mmol/L 可诊断为糖尿病。主要分为 1 型和 2 型糖尿病,其次还有妊娠期糖尿病和其他特殊类型糖尿病。

中老年女性患 2 型糖尿病的可能性较大,同时心肺耐力、肌肉力量和耐力、身体成分等健康体适能水平也低于正常人群。多数 2 型糖尿病患者的体重、体脂百分比、腹部脂肪含量会超标,肌肉质量降低,呈现身体脂肪在躯干部位堆积过多,导致"腰粗腿细"的体型。

2. 运动对血糖的调控作用 运动可降低 2 型糖尿病患者的体重。有研究表明,每减轻 1kg 体重,患 2 型糖尿病的风险降低 16%。有规律的运动对 2 型糖尿病患者产生的良好影响有以下几方面:

- 提高胰岛素活性,增强血糖控制,促进肌肉中脂肪氧化和储存,并持续 24~72 小时。
- 通过增加胰岛素敏感性来提高血糖摄取。
- 肌肉质量的增加使血糖摄取增加,肌肉质量和有氧能力提高的降血糖作用是相互独立的。
- 能使 2 型糖尿病患者收缩压下降,对舒张压影响较小。
- 缓解 2 型糖尿病患者的抑郁症状。

3. 运动危险性 运动对 2 型糖尿病患者可能带来的危险性主要表现为:

- 运动中和运动后低血糖。
- 酮症酸中毒。
- 诱发心脑血管意外。
- 加重原有的并发症。
- 骨关节软组织损伤。

4. 运动处方推荐 2 型糖尿病的防治策略主要包括饮食控制、运动疗法、药物治疗、健康教育和定时血糖监测五个方面。其中运动疗法对改善 2 型糖尿病患者的血糖、延缓并发症的发生至关重要。

(1)有氧运动:以快走、慢跑、跳广场舞、骑车为主。

● 运动时间：每次 30~60 分钟。可分 2~3 组进行，累计 30~60分钟。

● 运动频率：每周 3~7 天，每次练习间隔不超过 2 天。

● 运动强度：中等强度或中等 - 较大强度相结合。

（2）抗阻运动：弹力带、哑铃，有条件者使用器械练习。

● 运动时间：每次 20~30 分钟。可分 2~3 组进行，累计 30~60分钟。

● 运动频率：每周 2~3 天，间隔 48 小时。

● 运动强度：从低阻力开始，逐渐增加，以自我感觉稍吃力为宜。

（3）柔韧性运动：瑜伽、拉伸。

● 运动时间：每次 10~20 分钟。

● 运动频率：每周 6~7 天。

● 运动强度：以自我感觉稍有不适为宜。

5. 运动前的准备

（1）运动前一定要保证摄入定量的食物，避免空腹运动。

（2）避免将胰岛素注射在拟运动的肢体上，以防胰岛素吸收速度增快导致低血糖发生。

（3）充分了解当日自身健康状况，如因睡眠障碍、过度疲劳、患急性疾病等导致身体不舒服可暂停运动。

（4）炎热天气要带足水，冬天要注意保暖。

（5）患心血管疾病、糖尿病持续时间较长、年龄较大或有糖尿病相关并发症的中老年女性，在进行比快走更大强度的运动之前需要到医院进行体检。

（6）当血糖＞13.9mmol/L 时，应避免运动；当血糖＞16.7mmol/L而没有酮症出现，应谨慎使用运动处方。

（7）户外运动可携带一些糖类食品、饮料以备急需，预防运动性低血糖。

（8）保护好双脚，运动时穿的鞋要合脚，袜子不紧不松、易吸汗材质。

(9)重要提示：要随身携带名签，标明姓名、年龄、住址、电话、病历，甚至注明"如意识不清请帮我饮糖类饮料或请急送医院"等。

6. 运动注意事项

(1)运动中要按照既定的运动强度、运动时间进行。

(2)运动中一旦出现头晕、心慌、心悸、出冷汗、饥饿、软弱无力等症状，需要立即停止运动，摄入含糖的食物或饮料。

(3)患 2 型糖尿病的中老年女性运动时一定要有提高肌肉力量、耐力的抗阻运动。

(4)最好有同伴一起运动，以便得到必要的帮助。

(5)运动前后注意补水。

五、骨质疏松症运动处方

骨质疏松症是以骨量减少、骨组织微细结构破坏、骨脆性增加导致容易骨折为特征的骨组织疾病。骨质疏松好发于腰椎、股骨颈和上肢手腕三个部位。常见的表现有腰背酸痛、腿部抽筋、四肢肌肉关节疼痛、身体变矮、骨折、呼吸功能下降等。骨质疏松症的诊断标准参见第六章相关内容。

1. 运动对骨组织的作用　影响骨质疏松的因素有体重过轻、吸烟、喝咖啡、内分泌紊乱、缺乏运动、过早绝经等。女性到了中老年阶段，由于身体的衰老，导致雌性激素分泌量减少、身体吸收钙质的能力降低，骨骼变脆发生骨折，特别是股骨骨折会增加残疾和死亡的风险。

科学运动可提高腰背部肌肉力量，预防和矫正脊柱后凸畸形；促进骨的形成和重建，增加骨强度；提高关节活动范围，改善平衡能力，防止跌倒发生。

2. 运动处方推荐　骨质疏松人群运动时需要遵守循序渐进、持续性、个性化和安全性原则。

防治骨质疏松应以有氧运动、肌肉抗阻运动为主，辅以柔韧和平衡训练。其中抗阻运动尤为重要，如负重下肢强化练习(腿部捆绑一定重量的沙袋进行快走、慢跑、上下阶梯等)；躯干、四肢的牵伸练习；

腹部肌肉的等长强化练习；单腿支撑站立、闭眼站立等。建议每天练习，以身体稍感吃力为宜。

　　3. 运动注意事项　禁忌做躯干屈曲的动作及仰卧起坐，避免从事高强度、负重大的运动。

（王　艳　庄　静）

第十章　温馨又从容的时光

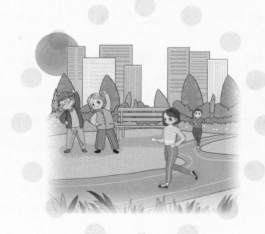

第一节 居家养老必备

一、安全舒适的居家环境

退休后的生活状态和重心逐渐回归家庭。随着年龄的增长,老年人视力、听力、肌肉骨骼等会发生退行性变,反应能力也会逐渐下降,居家养老生活环境的改善,不仅方便老年人的日常生活,还可防止发生跌倒、受伤等意外。

1. **照明** 室内灯光不宜过亮或过暗;卧室灯可使用双控开关,确保老年人在床上方便开灯;通道和楼梯处可安装夜明灯或感应灯等照明设施。

2. **地面(板)** 地面平整、防滑,不设室内门槛和台阶,有高度差尽量以斜坡代替。

3. **卫生间** 浴室内使用防滑垫;洗漱用品方便取用;马桶可加用增高垫,马桶周围、浴缸或淋浴间安装扶手和紧急呼叫按钮。

4. **厨房** 厨具摆放有序;可配手推托盘车;安装吊柜拉篮,避免高处取物;留置通风口,安装烟雾报警器和计时器。

5. **起居室** 椅子或沙发高度适宜,并有坚固扶手;家具摆放留取足够的通行和活动空间;床垫、枕头高度软硬适中;拐杖或助行器放置位置合适。

6. **服装** 鞋子轻便合脚,鞋底平跟或坡跟并有防滑纹路;衣服宽松易穿脱,但不宜太长,以免绊倒。

二、合理规律的生活状态

起居有常、作息有度、心态平和、适当运动是保障身心健康的基础。老年人可以根据自己的习惯,制作一张合理可行、动静适宜的生活起居表。

1. **规律作息**　睡眠充足,每天保证 7 个小时左右的睡眠。

2. **合理饮食**　老年人胃肠蠕动变慢,可以把一日食量分成四餐来吃,利于消化吸收,更利于降低胆固醇。注意营养均衡,戒烟限酒。

3. **适量运动**　每天运动 30 分钟,并长期坚持,可降低心脏病危险。散步、游泳、扭秧歌、跳广场舞都可以,但不能太快太猛,秋冬季节避免晨练,运动过程注意着装舒适,最好和家人、朋友一起运动。

4. **润肠通便**　保持大便通畅,上厕所或洗澡时不要锁门。

5. **按时服药**　晨起后先洗漱、测量血压,然后再进食、服药。

6. **端正心态**　与子女、亲友和谐相处,享受天伦之乐。坚持参与老年大学、社区活动,有自己的兴趣爱好和朋友圈,这样才能不与社会脱轨。

三、建立个人的医疗档案

老年人每年都要进行健康体检,如果患有多种慢性病,就医次数还会增多。如果花些时间,把与健康相关诊疗活动的记录整理归类,形成一份个人医疗档案,无论是日常就医,还是急诊抢救,都是可供医生参考的重要资料。

1. **病案记录**　病历本、出院诊断证明、体检报告等,其中记载了个人现病史、既往病史、家族病史、食物及药物过敏史等。

2. **实验室检查**　血生化检查、血常规检查等结果。

3. **影像学检查**　心电图、X 线、B 超、CT 或 MRI 检查的照片或报告。

4. **用药记录**　包括处方底方(药品名称、用法用量、给药方法)等信息,服药后也应及时记录疗效(如血压、指血血糖水平)和不良反应。

5. **疫苗接种记录。**

以上资料,建议按照时间顺序、种类分别整理存放,妥善保存。

四、居家常备的"小药箱"

居家过日子，免不了出现"头痛脑热"。如果家里准备一个"家庭小药箱"，放置一些常用药品，就可以尽快处理一些意外情况。

1. 解热止疼药　发热并不是疾病，而是疾病的一种症状，过早使用退热药反而会影响疾病的进程和诊断。对乙酰氨基酚缓释片和布洛芬缓释胶囊，一般发热超过38.5℃才推荐使用，这两种药除了退热，还可以缓解轻、中度的疼痛，例如头痛、牙痛。如果老年人长期受关节痛的困扰，也可以备一些例如双氯芬酸乳剂、氟比洛芬酯凝胶贴膏等。

2. 感冒药　感冒分为普通感冒和流感。常见的普通感冒症状轻，建议多休息、多喝水，保持心情愉悦，通过自身抵抗力来应对感冒病毒。确诊为流感后感觉不舒服，也可以吃一些感冒药，如板蓝根冲剂、感冒清热颗粒、连花清瘟胶囊、藿香正气胶囊等以缓解流涕、头疼、咳嗽等症状。如果出现发热应立即去医院就诊。

3. 抗心绞痛药　学会如何使用硝酸甘油气雾剂（或硝酸甘油片）、速效救心丸等。

4. 抗过敏药　氯雷他定片和（左）西替利嗪片都是第二代抗组胺药，与第一代抗组胺药氯苯那敏不同的是，服药后嗜睡、乏力等不良反应较少。氯雷他定片还可广泛用于湿疹、过敏性鼻炎、食物过敏等。

5. 通便药　老年人便秘，不要过度依赖药物治疗，改变生活习惯和饮食结构很重要。开塞露主要成分是甘油，能软化粪便，润滑肠道，刺激肠蠕动促进排便。乳果糖口服液，在结肠中被消化道细菌转化成有机酸，导致肠道内酸性增加，并通过保留水分，增加粪便体积，刺激结肠蠕动，保持大便通畅，缓解便秘。聚乙二醇4000散，使水分保留在结肠内，增加粪便含水量并软化粪便，恢复粪便体积和重量，改善便秘。如果只是偶尔便秘，不要使用番泻叶这种强刺激性泻药。

6. 止泻药　非感染性慢性腹泻可使用：①微生态制剂，如乳酶生或地衣芽孢杆菌活菌胶囊。②止泻药蒙脱石散。

7. **外用药**　如碘伏、75% 医用酒精、左氧氟沙星滴眼液、烫伤膏、云南白药气雾剂、风油精，以及无菌纱布、棉签、绷带、医用胶布、创可贴等，以备急用。

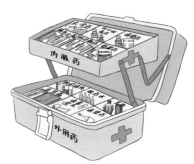

家庭备药的目的在于应急，并不是越多越全就越好。只需要准备最常用、最实用、可以自己使用的药物即可。头孢菌素等抗生素类药，应在医生的指导下使用才安全。

五、药物的存放及使用

1. 准备专门的空间存放，如果家里有儿童或失智老年人，更需要将药品放到他们接触不到的地方，以防误服或误用。

2. 分类存放，如把老年人和儿童用药分开存放，碘伏、医用酒精等外用药与口服药分开放置。

3. 标记备用药品的有效期，及时清理过期药品。

4. 注意温度、光线等存储要求。药品说明书有【贮藏】栏目，如"避光，密封保存"等内容就是指示药品贮存条件。

5. 严格按照药品说明书或遵照医嘱执行药品的服用剂量和时间。注意配伍禁忌。

六、必备物品的选择与维护

生活中难免遇到停水、断电等应急情况，对于老年朋友来说，家中常备应急物品，才能做到有备无患。

1. **维持生命**　一盒压缩饼干、巧克力或糖果、瓶装水、碳酸饮料。

2. **应急救生**　小型灭火器、防火面罩、口罩、照明工具（手电筒或充电应急灯）、毛巾、充电器、口哨、雨衣、应急锤、绳子、胶带等。

3. **医疗救护**　纱布、冰袋、碘伏、手套、创可贴等。

4. **重要资料**　身份证（护照）、社保卡、家庭通讯录、银行卡（存折)、保险单等复印件,以及适量现金、备用钥匙。

以上物品应放在干燥、阴凉靠近逃生出口的地方,高度方便拿到为宜,家庭成员全部知晓位置。包装外面贴上荧光条,以便在黑暗中迅速找到。有保质期的物品要定期更换,需电的物品检查电量是否充足,其他防护用品也要定期检查,确保物品状态良好,能正常使用。

七、日常出行包

适当外出购物、社交活动等有益于身心健康,为保证老年人出行方便和安全,可以自备一个日常出行包,放置一些出行必备物品,避免出行匆忙忘记携带导致不便或意外。

1. **药物** 随身携带每日必须服用或常备的急救药物。
2. **工具** 手机、手表或腕带、手杖、钥匙、眼镜等。
3. **证件** 身份证、医保卡、乘车卡。
4. **其他** 帽子、零钱、饮用水、方便食品等。

八、生活日志备忘录

人老了,爱忘事。往往记不清,哪天去聚会,哪天身体出了毛病,会造成麻烦。好记性不如烂笔头,解决这个问题的好办法之一就是坚持记录生活日志,简单记录每天不同寻常或值得记录的事。

- 参加的社会活动、与亲朋好友的交往。
- 看了什么吸引自己的电视节目。
- 读了哪些感兴趣的书籍或报刊。
- 交费或购物记录。
- 书信往来以及重要的电话。
- 个人身体状态及就医情况。
- 家中其他重要事项等。

坚持记日志或日记,可以锻炼自己的记忆力,也可以看到自己清晰的生命轨迹,不至于日子过得迷迷糊糊。最重要的是可以作为自己的生活档案,必要时回忆、查找一些个人及家庭信息,非常方便。

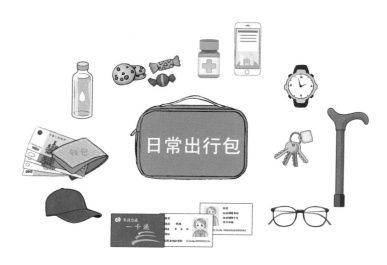

（王宫明　纪立伟　张楷丽　王　霞）

第二节　照护须知与技能

随着社会人口老龄化进程加快,老年人患病不可能长期住在医疗机构,目前国内养老方式仍然以居家为主,无论家人还是请保姆照顾,照护者都需要掌握相关的护理知识和技能。

一、现代模式的家庭养护

家庭康复是指以家庭为基地进行康复,可以使治疗和护理在老年人出院后得以延续,并最大限度恢复躯体功能,提高生存质量,减轻家庭和社会的负担。目前家庭护理有以下几种形式:

1. 家庭病床　由社区卫生服务中心的医护人员定期上门,提供送医、送药、体格检查、专科治疗与护理。

2. 延续性护理　由综合医疗机构的护理人员,以远程指导、上门访视、慢性病随访等形式,提供康复护理。

3. 互联网 + 护理 依托已取得资质的互联网 + 护理平台,在线申请下单,平台调配资源,提供家庭康复。

4. 非正式服务 由经过简单培训后的照护者或家属提供服务。

无论何种形式的家庭养护,对老年人的陪伴都是无可替代的。在日常照护活动中,照顾好老年人的情绪,与老年人多交流多沟通,才能增强其战胜疾病的信心、参与康复的积极性,帮助其重回健康状态。

二、失能老年人的照护

失能指丧失生活自理能力。按照国际通行标准,失能评估包括吃饭、穿衣、上下床、上厕所、室内走动、洗澡 6 项指标,1~2 项"做不了"为"轻度失能",3~4 项"做不了"为"中度失能",5~6 项"做不了"为"重度失能"。应根据老年人失能程度,做好有重点的照护。

1. 协助进餐 失能老年人进食宜采用有靠背的坐椅或采取舒适的半卧位,选择蛋羹、软饭、菜泥等黏性适当、不易残留的食物。进食中若出现咳嗽,待咳停平静后再继续。若出现噎食不能说话、呼吸不畅甚至猝倒等情况,应立即将床头放平,头偏向一侧,用手指清除口腔内食物,或用不易折断的物品(如汤匙)刺激咽喉部引吐。

居家口腔器官运动训练,可帮助吞咽功能障碍老年人提高进食能力,以下每个动作轮流重复 5~10 次。

(1)下颌练习:将口张开至最大,再将下颌向左右两边移动维持 5 秒放松。

(2)腮部练习:紧闭嘴唇鼓腮维持 5 秒放松,再将空气快速在左右面颊内转移。

(3)唇部练习:咬紧牙齿说"yi",然后拢起嘴唇说"wu"(依 - 呜)。

(4)舌肌练习:将舌向前、后、左、右、上、下各个方向主动运动。

(5)咀嚼吞咽练习:先咀嚼然后吞咽。

2. 协助穿衣 尽量选择质地柔软、宽松的开襟上衣和松紧带裤子。偏瘫老年人,根据"脱健穿患"(从健侧着手脱衣,从患侧着手穿衣)的顺序来进行。考虑到手指部位的复健作用,可让患者自己练习扣纽扣之类的动作。

3. 协助如厕 不能自行上厕所的老年人,可使用床边坐便器或便盆。每次排尿排便后都用水壶或矿泉水瓶盛温水淋洗。因病情需要长期留置尿管的老年人,需要每天清洁尿道口,定期更换尿管和尿袋。

4. 协助行走 行走困难者,应借助合适的支具或助步器械,按照理疗师制定的肢体功能锻炼方案训练。有条件的要实施躯干与四肢的主动运动、站位平衡训练、步行训练等。

(1)手杖:尽量选择四脚型,底端有橡胶防滑垫;手杖高度以使用者站立,两手自然下垂,手腕部到地面的距离为理想尺寸。健侧手持手杖;行走时,手杖往前一步、患肢迈出、健肢跟上。

(2)轮椅:合理选择轮椅的座位宽度、高度、扶手和靠背高度。床椅转移时,先拉好刹车,再用双手支撑床面,把臀部抬高慢慢移向轮椅,注意保持身体平衡。

(3)助行架:可选择高度可调的框式助行架或轮式助行器。

5. 警惕复发 失能多由脑卒中引起,当新发现以下症状时,要警惕脑卒中复发,做好急救应对准备。

- 面部不对称或向一侧下垂。
- 手臂无力或麻木,尝试伸出双臂,有一只会下垂。
- 言语困难,或说话声音突然奇怪。
- 新出现的站立或行走困难。
- 新出现的严重视力问题。

三、失智老年人的认知训练

失智症也称痴呆症,是因脑部伤害或疾病所导致的渐进性认知功能退化,严重时会无法分辨人和物,不能识别危险,甚至走失,需要24小时"在岗"照护。开展早期筛查、对症治疗、认知训练,可提高老年人的生活自理能力。

1. 运动治疗 根据病情选择主动或被动运动。例如头面部按摩、手法治疗、健身操、散步、拉弹力带等,训练平衡、步态和肢体协调性。或与老年人一起做手工活动,锻炼精细动作。

2. 言语治疗 在家里墙上贴些怀旧的语句及旧时照片,家庭用品可贴上文字及图案等,让其回忆过去的事情并增加与老年人交流的时间和内容。

3. 音乐治疗 播放老年人过去最喜欢的音乐,可改善攻击性、易激动行为。

4. 宠物疗法 根据老年人的喜好,借由宠物陪伴,稳定老年人的情绪。

失智老年人对时间、空间的定位能力减弱,为防止发生走失,或在老年人走失后能在第一时间找到,可为老年人佩戴有定位装置的防走失手环。

四、长期卧床老年人的护理

1. 长期卧床老年人的护理要做到"六洁",包括口腔洁、头发洁、皮肤洁、会阴洁、被服洁、饮食洁。

(1)口腔护理:每日至少一次,让老年人侧卧或仰卧,头偏向一侧,嘴角下垫一块小毛巾。用镊子夹紧盐水棉球轻柔擦洗口腔黏膜或牙龈,棉球/棉纱不可过湿,防止因水分过多造成误吸。

(2)床上洗头:每周至少一次,购买专用洗头盆。在枕头上铺一块防水垫,在老年人颈下围一块毛巾,耳朵塞上棉球或耳塞,用纱布或眼罩遮盖双眼。水壶内水温在45℃左右,冲净洗发液后及时吹干头发,避免着凉。

(3)皮肤清洁:最好采用坐姿淋浴、盆浴或床上擦浴,注意用浴巾盖好身体,减少不必要的暴露。室温24~26℃、水温50~52℃为宜。按照面部和颈部、上肢、胸腹部、背部、下肢及会阴部的顺序擦洗,擦洗完毕可根据老年人皮肤状况涂润肤乳或爽身粉,修剪指甲。

(4)会阴清洁:鼓励老年人多饮水,每次大小便后冲洗会阴,预防尿路感染。每天更换内衣裤。大小便失禁的老年人,使用的便器要光滑无破损,不要强塞硬拉。

(5)被服清洁:选择棉质面料床单,床铺清洁,平整干燥。每周更换床单被罩,晾晒被褥,如有污渍随时更换。

（6）合理饮食：均衡营养，不吃生冷及变质食物，餐具定期煮沸消毒。

2. 长期卧床容易发生压疮，照护应做到：

（1）勤换体位，鼓励自主翻身，在床上做力所能及的活动和肢体功能锻炼。

（2）不能自行翻身的，照护者应帮助老年人每 2~3 小时翻身一次。

（3）可以平卧、侧卧交替，侧卧时使用软枕或楔形垫支撑腰背部，角度不能超过 30°，双腿适度弯曲。

（4）使用气垫床或其他防压疮的床垫，经常检查床垫的功能状态、充气程度。

（5）半卧位进餐或将床头抬高时，注意保护骶尾部，床头抬高不超过 30°，时间也不能太长。

（6）若发现局部皮肤有红肿或硬结现象，增加翻身频次，避免继续受压。若出现局部浅表皮肤破损或水泡直径大于 5mm，不能自行吸收，可以请社区护理人员上门解决。伤口逐渐加深或范围扩大时，需要去医院清创，或请护理人员到家换药。

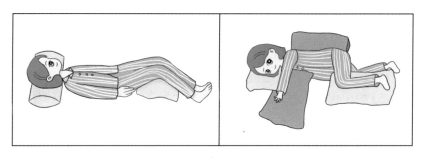

正确的体位安置

五、慢性肾病透析患者的护理

肾脏是人体重要的排毒器官，不良生活习惯、不合理用药、高血压、糖尿病等均会引起肾脏结构及功能的改变，若不及时治疗可发展为慢性肾脏病（CKD）。CKD 分为 5 期，临床中常通过尿白蛋白测定及肾小球滤过率(GFR)进行 CKD 的诊断及分期。当进入 CKD4 期（GFR：15~29ml/min）时,应听从医生的建议,选择适宜的肾脏替代治疗方式,包括腹膜透析、血液透析两种。

1. 留取尿标本 尿标本留取是否正确,直接关系到尿白蛋白定量数值的可靠性。留取单次尿标本时,宜留取晨尿,排尿时注意清洁尿道口,先排出少量尿液后再开始留取尿标本。留取 24 小时尿标本时,多以清晨 6 :00—7 :00 为起始,持续到次日同一时刻结束,将所有尿液集中在一个容器内,量取总量,充分混匀后留取 10~50ml 送检。

2. 腹膜透析 简便有效,可以居家治疗。进行腹膜透析(简称腹透)前,需在医院做一个小手术,在腹部置入一根腹膜透析管。通过腹膜透析管将专用腹透液灌入腹腔,经过 3~4 小时存腹后再将腹透液引流出体外,此时引流液中就带出了体内的毒素和多余的水分。在腹腔置管术后会有专业的腹膜透析护士对患者及家属进行健康教育和技术培训,只要严格按指导程序操作就可以顺利完成居家腹透。

(1)居家准备:一个相对清洁固定的房间、紫外线消毒灯、恒温箱、腹透液称重秤、体重秤、换药物品等。

(2)换药频率:每周一、三、五为透析管外出口换药。

(3)腹透液配送:拨打配送电话(不是医院配送,由腹透液公司配送),预约腹透液配送时间。

(4)认真记录《腹膜透析居家日记》,门诊复诊时携带。

(5)切记保持大便通畅:每日 2~3 次为宜,必要时遵医嘱服用通便药物。

(6)饮食管理:注意饮食卫生,不吃过夜食物,冰箱内食品需加热后再食用。限盐低蛋白饮食,以牛奶、瘦肉、鸡蛋、鱼等优质蛋白为主;血钾高时,避免进食含钾高的食物,如干果、香蕉、橙子等。饮水量一般要求为每日尿量加 500ml。

(7)无菌意识:操作前关闭门窗、空调,洗手并佩戴口罩,操作过程一定注意无菌原则!

3. 血液透析 需要在患者前臂建立动静脉内瘘,常规每周三次到血液透析中心进行。血液透析间期要做好动静脉内瘘维护。透析当日不可热敷,以免出现血肿;内瘘侧肢体,不可提重物、测血压,非透析日适当锻炼内瘘侧手臂,做握拳动作或手握橡皮球健身。每日对内瘘进行自查,出现震颤减弱需及时就医。

无论腹膜透析还是血液透析,患者都存在贫血问题,主要由于肾脏分泌的促红细胞生成素减少导致。透析期间肾性贫血的监测频率为每2~4周一次,一般给予食疗和促红细胞生成素等药物治疗,重度贫血可以考虑成分输血。

六、妇科手术后注意事项

老年女性较常见的疾病,如妇科良性或恶性肿瘤、盆腔脏器脱垂等,往往需要行手术治疗。手术途径包括开腹、腹腔镜、经阴道、外阴手术等。

1. 伤口护理

(1)经腹以及外阴手术:保持伤口敷料清洁干燥,勤换内衣,术后可用防水敷料贴敷伤口或用保鲜膜保护伤口,冲洗淋浴。切口拆线愈合后即可正常洗浴。局部有硬结可以热敷。手术后如体温大于38.5℃,或切口创面有渗液渗血、红肿热痛等炎性症状,及时就诊。

(2)经阴道手术:术后4周内有少许阴道分泌物属于正常现象,若分泌物有异味或出血多于月经量,需及时就诊。为防止细菌从阴道逆行感染,禁止盆浴、坐浴,可以淋浴。

2. 胃肠功能　术后初期建议少食多餐,防止因胃肠功能未完全恢复引发肠梗阻。富含膳食纤维的蔬菜和水果可促进胃肠蠕动。下地活动也可改善胃肠功能,预防或减轻腹胀。可正常饮水排便,防止泌尿系统感染。便秘者可适量服用缓泻剂或使用开塞露。一旦腹胀逐渐加重,排气排便消失,建议及时就诊。

3. 运动训练　鼓励术后早下地行走并逐渐增加活动量,避免提重物、剧烈咳嗽、用力排便等增加腹压的动作。盆底功能障碍的患者术后2周可以开始盆底肌训练,比如臀桥、凯格尔运动等。

4. 预防血栓　手术后静脉血栓栓塞症以其高发生率、高致残率和高死亡率目前已成为患者围手术期死亡的主要原因之一,盆腔手术后深静脉血栓发生率为 15%~40%。血栓防大于治,特别是年龄大于 60 岁接受肿瘤手术或既往有静脉血栓栓塞史等高危患者,围手术期应持续预防直至出院后 2~4 周,可以做踝泵运动或穿着弹力袜。

踝泵运动规范的运动方法:患者取舒适体位,下肢伸直,进行最大限度足背伸、跖屈 5 秒,每次 5~10 分钟,每日 3~5 次,同时可进行踝关节环绕。

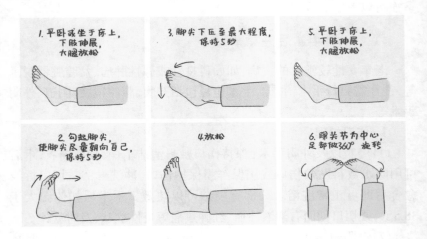

5. 淋巴水肿 进行盆腔及腹股沟淋巴结清扫手术的患者,可能出现下肢淋巴水肿。可用大黄和芒硝粉(1:4)以布袋包裹加压外敷于双侧髂窝处,每日 2 次,直至淋巴液无渗出为止。如腹股沟包块增大或伴有发热症状,及时就诊。

6. 后续治疗 术后病理检查确诊为恶性肿瘤需要接受化疗或放疗的患者,要树立信心,积极配合治疗。加强家庭护理,减轻化疗或放疗带来的不适反应或并发症。

● 保持口腔清洁,预防口腔炎症及黏膜溃疡。推荐使用软毛牙刷、进餐前后用盐水漱口,避免食用刺激性食物。

● 化疗药物的骨髓抑制作用较明显,要定期监测血常规,白细胞低于 3×10^9/L、血小板低于 75×10^9/L,遵医嘱注射升白细胞或血小板的药物。若用药后白细胞、血小板仍持续降低,及时就诊。减少去人员密集的地方,避免磕碰,防止出血和感染。

- 胃肠反应严重者可遵医嘱服用止吐药物,少食多餐,不可禁食。如果出现便秘,除选择粗纤维以及有润肠通便作用的食物、充分饮水外,还可以在医生指导下使用通便药物。放射治疗可能会出现放射性膀胱炎以及肠炎,如出现血尿或便血,应及时就诊。

- 带有输液港或外周中心静脉导管的患者,需按照维护时间按时至医院换药。如发现管路移位、断裂、穿刺处红肿渗液需及时就诊。

7. 定期复查 妇科常规手术后一般 4 周左右去医院复查,若医生评估良好,就可以恢复夫妻生活;子宫脱垂、阴道尿道膨出修补术后一般需要禁止性生活 3 个月。恶性肿瘤的患者还需要进一步治疗,应做好医疗相关资料的保存和记录,便于复诊时向医生反馈。

(王 霞 王贞慧 张楷丽 王宫明)

第三节 安宁安心道别

一、直面人生尽头

我国的文化比较忌讳谈论死亡,仿佛不谈、不想,死亡就不会发生。然而人的生命是有限的,我们每个人都不得不经历与长辈亲人的永别,而自己也终将难免一死。面对死亡的时候,可以如同迎接冬雪般的欣然与无惧吗? 如果我们的社会能更多元地开展生命教育,让大家从容地思考和讨论死亡这一话题,那么一定会有越来越多的人最后的路清明而丰满、无憾善终。

1. 何时适合接受死亡教育 中国家长在儿童问及"死亡"的时候会美化答案:"他升到天上去了,做了一颗星星""他出远门了,以后不回来了",因为我们长期以来都缺乏死亡教育,甚至家长对死亡也不了解,也就无从解释。其实在我们周围,每一个自然的生命都在经历死亡,死亡就是生命的一部分,无处不在;把"死"与"生"对立起来才是导致其神秘、压抑及可怕的主要原因。儿童眼里的死亡就是叶子落下来了、蚂蚁被踩死了、隔壁的小狗死了这些特别具体的事件,它们都是生命教育的好机会。我们可以告诉孩子,死去的人再也回不来了,尽管我们不舍,这就是生命本来的样子,有生就有死,只不过人的离开会更有文化元素的掺入,人会有更多的表达方式而已。从小就了解死亡,还可以让一个人更加珍视生命,珍视家人间的爱,当再面对他人离世时,便会减轻恐惧与不知所措。

2. 如何安排自己的"身后事" 一个人在社会上成长,就会与他人产生社会连接,就会有喜怒哀乐,在他身患疾病即将离世时,便会有复杂的情感及各种不舍。有人想表达多年来对朋友无私援助的感激,有人牵挂尚未完成的著作,还有人放不下家人及未成年的孩子等。当知道生存期有限时,理性地整理一下自己的愿望,回顾自己生命中的重要事件和要道谢、道别(还有道歉、道爱)的亲朋都是非常自然的,为了让这个过程从容、美好,可以列出清单,清晰地进行安排和落实。一个人哪怕体力和时间不足以实现这些愿望,但表达出了内心的爱、不舍、歉意、希望等情感,也是一个比较完美和较少遗憾的告别。

建议每人都制作一个"保密本",内含银行卡号、保险账户、手机开机密码、支付密码等,还可包括遗产处理心愿、葬礼、墓地安排等事项,也可购买一些相关的书,帮助规划并记录各方面的私密信息。另外,除日常必需品外,要倡导并践行"断舍离",因为当您离开后,晚辈处理您留下的物品时会很伤心和纠结,而这一定不是您希望看到的。亲人在处理亡故者财物及后事时,如有您留下的信息,会减少很多奔波,感受到您的细致与体贴。中华遗嘱库对所有公民开放,对60岁以上的人实行免费,是保存上述文件的方便选择,详情见其官网。

二、拟定生前预嘱

1. 什么是生前预嘱 生前预嘱(living will),是指人们事先在健康或意识清楚时签署的,说明在不可治愈的伤病末期或临终时,要或不要哪种医疗及护理措施的指示文件。

生前预嘱的适用对象是年满18周岁且具有独立行为能力的公

民,启用时间是他们进入不可治愈的伤病末期时,选择主要包括一些维生手段,比如生命末期是否切开气管使用呼吸机,是否心脏按压、电击复苏等。生前预嘱的实质是为了减少患者的痛苦,医生对其疾病仅实施减轻疼痛与不适的措施,遵从患者自然死亡的意愿。在立嘱人逝世后,医生对生前预嘱的实施不负任何法律责任,由此引起的死亡不被认为是自杀,不影响家属领取保险费用,同时可使有限的医疗资源用于有拯救价值的患者。

2. **如何开口与亲人谈及生前预嘱** 老年人早立生前预嘱是非常必要的,可以免去以后的许多纠纷。不过很多人忌讳设立生前预嘱,而在完全没有治愈希望时,家人对后续治疗方式的意见,比如是否愿意接受气管插管、气管切开,是否希望进重症监护室等,未见得与本人一致,或届时已无法得到本人意见(如昏迷),这将难以保障患者本人的权益,还会引发家属之间的矛盾。事实上,大多数人在生命末期,都不希望遭受无谓的痛苦,并毫无意义地增加医疗费用;而许多接受"安宁疗护"的人,其存活时间和个体感受要好过"积极的救治者"。因此,家人之间可以开放性地沟通一些涉及生死的话题,生前预嘱关乎"尊严死",是老年人大概率会接受的一种新事物。

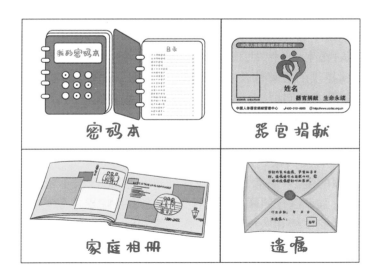

作为亲人，接受即将发生的死亡需要时间。随着时光流逝，将失所爱的强烈反应才能慢慢平息。这种情绪远不只是伤心，而是对即将离世亲人共同度过的亲密生活的不舍。而尊重逝者的意愿，其实也是对他们最好的纪念。我国有"逝者为大"的老话，表达的也是尊重与思念。

三、安宁缓和医疗

1. 享受生命最后的时光 人们都希望自己死的时候能有尊严和陪伴，而不是由病痛折磨着、孤独地从重症监护室离去。从临终患者层面来看，他们所需要的多不是无效而痛苦的治疗，而是身体与心灵的慰藉，以及一个充满人文关怀和温暖的疗养环境。临终关怀或称安宁疗护病房的出现，顺应了生命衰亡的自然规律，补足了人生终末时光的需求，并且教会离去与留下的人如何直视死亡，勇敢接纳，提前做好准备，完成彼此未了的心愿。它不仅可以缓解逝者身体上的病痛，而且能够让人生最后一段时光轻松、祥和。

2. 寻求安宁疗护服务 安宁疗护(hospice care)起源于19世纪的欧洲，最早是指收容临终者的驿站，后来发展成为专门照护临终患者的宁养院，并很快发展到世界各地，掀起了一场对死亡认知的革命。缓和医疗(palliative care)由此延伸，成为一门新的学科，即由多学科团队(医生、护士、社工、心理师、志愿者等)为不可治愈性疾病患者及家属提供的缓解性及支持性的医疗照护，而安宁疗护更倾向于最后半年左右的照护，也就是说安宁疗护是缓和医疗的后半程，二者的理念、照护方式是一致的。我国内地曾称hospice为"临终关怀"，现在称"安宁疗护"，香港地区则称"善终服务"。安宁疗护的总原则：强调患者及其家庭是一个基本的医疗照顾单位；支持他们过较充实、舒服的生活；解除患者的躯体痛苦和心理症状，不延长也不缩短生存期；强调医疗照顾的连续性，无论患者住院或是在家中。值得注意的是，安宁缓和医疗(安宁疗护＋缓和医疗)强调的是控制症状的"自然死亡"。

我国现阶段安宁疗护服务主要包括综合医院安宁疗护病房、

养老院、社区医院、家庭病床和保险机构等形式，各地设有安宁疗护服务的机构，可以上网查询，但目前总体处于供少于求的状态。北京市卫健委计划 2022 年内在北京市建设至少 4 家安宁疗护中心，增加床位 200 张，继续探索政府主导、全社会参与的医养康养联合体模式，鼓励部分一、二级医院、社区卫生服务机构、养老机构向医养康养联合体机构转型。相信安宁疗护服务今后会有快速发展，以适应老龄化社会的需求。

四、家庭临终照护

1. 向临终亲人表达爱与亲情　有人说，人的一生要死去三次：第一次，心跳停止，说明你在生物学上死亡；第二次，举行葬礼，宣告你在社会上不复存在；第三次，世界上最后一个记得你的人，把你忘记，从此整个宇宙都不再和你有关，而这就是终极死亡。

亲情是我们一出生就被赋予的，它是赏赐、是责任、是同甘共苦、是云开见日。与生俱来的亲情让我们懂得了爱和兄弟姐妹的含义，也在成长的过程中不断从亲情中汲取力量，走过挫折。当我们渐渐长大，在社会上越来越游刃有余时，父母却在岁月的打磨下慢慢衰老，他们再也跟不上你的脚步了。此时，亲情便发生了角色转换，由父母的养育转变成子孙的尽孝，所谓"您养我小，我养您老"。这便是亲情的责任，是生活不可分割的一部分。当亲人即将离开时，如何表达爱和亲情呢？　"陪伴"，有效地陪伴是最好的选择。陪伴可以是依偎在一起诉说从前的趣事；可以是回顾亲人的高光时刻——那些你一直引以为豪的瞬间；可以是在父母指导下亲自做的一碗汤，以及叫上孩子最后再做个从前的游戏，等等。尽量实现他们想做的，比如出席一个婚礼、想喝一小碗藕粉，亲情会在此时印刻在儿孙们的记忆里，一代代延续，生命就这样得以永恒与不朽。

2. 与亲人一起永存家庭故事　每个家庭都有相册，记录着发生在这个家里的各种故事，不同的当事人回味其中时可能有完全不同的解说。在生命的最后时光，一起回顾那些温暖的点滴、串起旧时的美好，是可以让躯体不适暂时离开或缓解，让家人升华情感的最佳方式,每一个背后的故事可能也让我们更了解和尊重亲人。年轻人可以记下家庭相册的照片故事,可以为家庭照片配乐、加旁白。在与亲人一起记录与编辑家庭故事的过程中,会发现许多原来以为都知道的事情,其实还有很多的不了解。故事的细节慢慢展开,留在笔端、留在音像,恐惧、沉重渐渐地淡出,爱被传递,遗憾被化解。

3. 尊重亲人的意愿和信仰做好临终处置 在家中设置安宁舒适的环境,室内要清洁,光线充足,温度适宜。房间布置应符合老年人要求,让他们在舒适的环境中度过最后的时光。

为尊重老年人的民族习惯及个人信仰,满足其精神及自尊的要求,护理者要尽量保持老年人身体的清洁和衣着的整洁,使其有尊严,并符合民俗与个人信仰地离去。对临终老年人躯体的护理应尽量照顾老年人的自尊心,维持其保持身体完好形象的愿望。

4. 最后的时刻 人到最后几天会先丧失味觉,减少营养摄入和胃肠负担,之后可能有腹泻等减少水分的表现,也许会陷入昏睡,最后才丧失听觉。因此,在最后的时刻,可以拉着亲人的手,倾诉你想说的话。生离死别自古都是人生的苦痛,如何面对亲人的离去呢?此处给大家三点建议:一是花时间了解死亡,甚至冥想死亡,这会缓解对它的恐惧和担心;二是好好告别,和亲人一起回顾他的一生,也让我们充分感受亲情、享受爱;三是用自己的方式留住亲人,比如相册、视频,或最后学会了妈妈常做的一道菜,这样就把妈妈的味道留下来了。当然这些建议仍不能消除哀伤,它还是会很长时间困扰我们,那就交给时间吧! 除此之外,还可以给自己一个表达哀思的窗口,比如诗歌或音乐等。

看过电影《英雄儿女》的观众都记得,当王成牺牲后,王芳为了纪念哥哥,写了一首歌,但起初写得过于悲伤,只能起到让大家与她一起悲伤的效果,后来经过首长的点拨,她终于写出并成功领唱了那首久久流传的《英雄的战歌》。这首歌不仅让王成顽强战斗、不怕牺牲的精神得以鼓舞士气,也使王芳化悲伤为力量,成为一名坚强的文艺战士。

　　无论亲情、爱情还是友情，都可以通过歌曲、书籍得以表达，哀思也有了最好的抒发与化解，这样的故事还有很多，相信每一个努力生活的人都能从丧亲之痛中走出来，跨过悲伤的河。

（章红英　余赛英　范　芸）